DE LA

TUBERCULOSE DU PÉRITOINE

ET DES PLÈVRES

CHEZ L'ADULTE

AU POINT DE VUE DU PRONOSTIC ET DU TRAITEMENT

PAR

H. BOULLAND

Ancien interne en médecine et en chirurgie des hôpitaux de Paris,
Médaille de bronze de l'Assistance publique.

PARIS

A. DELAHAYE et E. LECROSNIER, ÉDITEURS
Place de l'Ecole-de-Médecine.

1885

DE LA

TUBERCULOSE DU PÉRITOINE ET DES PLÈVRES

CHEZ L'ADULTE

AU POINT DE VUE DU PRONOSTIC ET DU TRAITEMENT

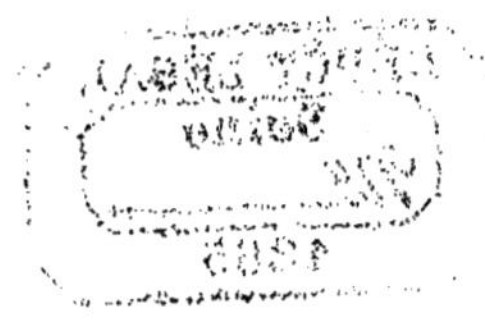

DE LA

TUBERCULOSE DU PÉRITOINE
ET DES PLÈVRES

CHEZ L'ADULTE

AU POINT DE VUE DU PRONOSTIC ET DU TRAITEMENT

PAR

H. BOULLAND

Ancien interne en médecine et en chirurgie des hôpitaux de Paris,
Médaille de bronze de l'Assistance publique.

PARIS

A. DELAHAYE et E. LECROSNIER, EDITEURS
Place de l'Ecole-de-Médecine.

1885

DE LA

TUBERCULOSE DU PÉRITOINE ET DES PLÈVRES

CHEZ L'ADULTE

AU POINT DE VUE DU PRONOSTIC ET DU TRAITEMENT

AVANT-PROPOS.

La tuberculose du péritoine et celle de la plèvre coïncident si fréquemment, que nous avons cru devoir ne pas séparer l'étude de ces affections qui exercent, du reste, l'une sur l'autre, une influence très marquée.

Louis, un des premiers, indiqua leur coexistence : « Les mêmes circonstances, dit-il, qui favorisent le développement de la péritonite chronique tuberculeuse, favorisent aussi le développement de la pleurésie de même espèce (1). »

(1) Louis. Recherches anatomiques, pathologiques et thérapeutiques sur la phthisie, 1843, p. 147.

Puis Godelier énonça la loi suivante : « Quand il y a tuberculose du péritoine, il y a toujours aussi tuberculose de l'une ou des deux plèvres. » Les ouvrages publiés depuis sur ce sujet n'ont signalé que quelques exceptions à cette règle.

Diverses théories ont été émises pour expliquer la concordance des lésions de ces membranes : pour Broussais, « souvent les séreuses se phlogosent par une sorte de sympathie de similitude » (1). Il est certain que la tuberculose, au début du moins, attaque, de préférence, des tissus de structure identique. Mais ce n'est pas de ce côté qu'il faut chercher l'explication du fait que nous étudions : il est reconnu maintenant que le diaphragme ne forme entre les cavités thoracique et abdominale qu'une barrière fictive. Les lymphatiques établissent, du péritoine aux plèvres, à travers le muscle phrénique, une voie facile pour la propagation du tubercule. (Obs. XXIII). Les autres séreuses, même le péricarde, sont très rarement atteintes en même temps que le péritoine et les plèvres.

Les cas de péritonite et de pleurésie tuberculeuses que nous avons observés et qui ont été le point de départ de cette thèse, s'étant tous rencontrés chez l'adulte, nous ne nous occuperons point de ce qui a rapport à l'enfant.

Des travaux fort nombreux ont mis en lumière, jusque dans leurs moindres détails, l'évolution clinique et l'anatomie pathologique de la tuberculose péritonéo-pleurale ; aussi, n'entre-t-il pas dans notre plan de vouloir retracer, après ces écrits, le tableau de cette affection. Nous nous

---

(1) Broussais. Histoire des phlegmasies et inflammations chroniques, 1822,

bornerons à considérer un point plus restreint de la question, le pronostic, à propos duquel les opinions des auteurs sont extrêmement contradictoires, ainsi qu'on peut en juger par les citations suivantes :

Grisolle, en parlant de la péritonite chronique, et, pour lui, c'est la péritonite tuberculeuse, puisque sur les 12 cas qu'il analyse il a trouvé 11 fois des tubercules, Grisolle dit qu'elle se termine presque nécessairement par la mort... Mais, d'après un cas de guérison qu'il cite, il ajoute plus loin que « la péritonite chronique est curable, même lorsque la présence des tubercules dans les poumons indique que les mêmes produits existent très probablement dans le péritoine » (1).

Dans la pathologie générale de Hardy et Béhier, nous trouvons la gravité de la tuberculose des plèvres signalée à propos du frottement pleural : « Lorsqu'on le rencontre à la partie supérieure de la poitrine ou que d'autres circonstances peuvent faire penser qu'il est le résultat du frottement de fausses membranes circonscrites développées au niveau des tubercules pleurétiques, il prend une valeur pronostique grave en faisant craindre une altération au-dessus des ressources de l'art » (2).

Pour Aran, « la terminaison constante des affections tuberculeuses du péritoine est la mort » (3).

(1) Grisolle. Traité élémentaire et pratique de pathologie interne, 1857.

(2) Hardy et Béhier. Traité élémentaire de pathologie interne, t. I, 1858, p. 641.

(3) Aran. Clinique faite à l'hôpital Saint-Antoine. De la péritonite chronique simple et tuberculeuse et des tubercules du péritoine. Union médicale, 1858, p. 373.

Selon M. Villemin, « la tuberculisation des séreuses guérit très bien, pour un certain temps du moins » (1).

MM. Laveran et Tessier estiment que la péritonite tuberculeuse se termine presque invariablement par la mort (2).

On lit dans le traité de la phthisie pulmonaire de Lebert que des tubercules secondaires isolés et peu nombreux dans le péritoine n'aggravent pas le pronostic de la phthisie. Par contre, la péritonite bien confirmée, qu'elle soit primitive ou secondaire, est ordinairement mortelle (3).

Plusieurs auteurs font intervenir dans le pronostic l'influence des lésions étendues à d'autres organes. D'après Aran, la pleurésie tuberculeuse ne guérit pas, ou, si elle guérit par la ponction, la plupart des malades succombent plus tard aux conséquences de la tuberculose (4).

Selon M. Guéneau de Mussy, « la péritonite tuberculeuse, comme les autres formes de la phymatose, se termine le plus souvent par la mort ; mais, dans cette terminaison, l'affection du péritoine n'a souvent qu'une part secondaire, elle est, dans le plus grand nombre des cas, l'auxiliaire et comme l'appoint d'autres conditions morbides qui suffisent pour détruire la vie »..... « Quand la péritonite tuberculeuse n'est point compliquée de lésions incompatibles avec la vie, elle peut guérir comme guérissent les affections tuberculeuses » (5).

(1) Villemin. Études sur la tuberculose, 1868, p. 152.

(2) Laveran et Tessier. Nouveaux éléments de pathologie et de clinique médicales, 1879, p. 1344.

(3) Lebert. Traité clinique et pratique de la phthisie pulmonaire, 1879.

(4) Aran. Clinique faite à l'Hôtel-Dieu. Journal de médecine et de chirurgie pratiques, 1860, p. 490.

(5) Guéneau de Mussy. Clinique médicale, 1875, t. II, p. 51 et 52.

M. Bucquoy pense que le pronostic de la tuberculose péritonéale n'est pas absolument grave. La péritonite tuberculeuse attaquée dès le début peut guérir, pourvu que les lésions pulmonaires ne soient pas trop avancées. La thérapeutique permet d'obtenir « non seulement des améliorations de longue durée, mais encore des guérisons » (1).

D'après MM. Siredey et Danlos, la mort est la termination habituelle de la péritonite tuberculeuse ; mais souvent le poumon, l'intestin et les méninges n'y ont pas moins de part que le péritoine (2).

Enfin, dans plusieurs ouvrages, nous trouvons le pronostic basé sur la forme que revêt la tuberculose des séreuses.

En parlant de la péritonite tuberculeuse, Louis s'exprime ainsi : « Chez quelques sujets dont la maladie a une marche très chronique, après d'assez longues souffrances du côté du ventre, les symptômes de péritonite disparaissent et on n'observe plus d'accidents que du côté de la poitrine » (3).

Pour M. Hanot, « toutes les variétés de pleurésie (tuberculeuse) peuvent se terminer par la mort, mais on peut dire, au moins pour les pleurésies séro-fibrineuses, que leur guérison est la règle et que l'épanchement se résorbe au bout d'un certain temps » (4).

M. Fernet établit, à propos de la tuberculose péritonéo-

---

(1) Bucquoy. Clinique faite à l'hôpital Cochin. De la péritonite tuberculeuse. Journal de médecine et de chirurgie pratiques, 1878, p. 394.

(2) Siredey et Danlos. Article péritonite. Dictionnaire de médecine et de chirurgie pratiques, t. XXVI, 1878.

(3) Louis. Loc. cit.

(4) Hanot. Des rapports de l'inflammation avec la tuberculose. Thèse d'agrégation, 1883.

pleurale subaiguë, que « la péritonite et la pleurésie tuberculeuses peuvent quelquefois guérir » (1).

Au contraire, dans les autres formes, « les malades
atteints de phthisie pleurale finissent par succomber dans
la fièvre hectique et le marasme » (2).

Au lieu de déterminer l'issue de la maladie d'après la
forme qu'elle présente, quelques auteurs ont basé leur pronostic sur un ensemble d'observations renfermant les variétés les plus opposées de péritonite et de pleurésie tuberculeuses. Or, suivant qu'ils ont eu des séries plus ou moins
nombreuses de l'une ou de l'autre de ces variétés, ils ont
été amenés à énoncer sur le pronostic de cette affection des
avis très différents.

Nous nous sommes donc efforcé de grouper les cas que
nous avons analysés en trois catégories bien distinctes,
suivant qu'ils se rapportent à la forme miliaire, à la forme
ulcéreuse ou à la forme fibreuse de la tuberculose des plèvres et du péritoine.

Parmi les observations que nous avons réunies, nous
avons dû faire un choix, afin d'éliminer toutes celles qui
ne semblaient pas se rattacher, d'une manière évidente, à
la tuberculose des séreuses et nous avons cherché, autant
que possible, à séparer les pleurésies et les péritonites
simples survenant chez des tuberculeux, des péritonites et
des pleurésies réellement tuberculeuses.

Pour établir cette distinction, dans les cas où l'existence
de tubercules n'a pas été constatée à l'autopsie, nous avons
dû nous appuyer sur certains caractères particuliers. La

(1) Fernet. De la tuberculose péritonéo-pleurale subaiguë. Bulletins
et mémoires de la Société médicale des hôpitaux. Paris, 1884.

(2) Fernet. Article Plèvre. Dictionnaire de médeçine et de chirurgie
pratiques. T. XXVIII, 1880.

nature tuberculeuse de la maladie nous a paru évidente, quand, avec les phénomènes généraux de la tuberculose, nous avons trouvé « l'existence simultanée ou successive des manifestations morbides dans deux ou trois grandes membranes séreuses » (1), et quand nous avons constaté, en même temps que la pleurésie ou la péritonite, une lésion manifestement tuberculeuse dans un autre organe, principalement dans le poumon.

Nous ne nous dissimulons pas que nous avons pu, en procédant ainsi, éliminer un certain nombre de faits se rattachant à la tuberculose des séreuses ; mais, nous pensons aussi avoir évité, en grande partie, de faire entrer en ligne de compte des cas absolument étrangers à notre sujet (2).

Dans la première partie de cette thèse, nous ferons une description rapide des formes graves et des formes bénignes de la tuberculose péritonéo-pleurale et nous chercherons ce qui, parmi leurs causes, leurs lésions et leurs symptômes peut influencer le pronostic.

Dans la deuxième partie, nous énumérerons les moyens thérapeutiques qui contribuent le plus à le rendre favorable.

Avant tout, nous tenons à témoigner à notre cher maître, M. le Dr Fernet, notre profonde gratitude pour les savants enseignements qu'il nous a prodigués, pendant l'année où nous avons eu l'honneur d'être son interne, et

---

(1) Fernet. Tuberculose péritonéo-pleurale, loc. cit.

(2) Nous ne donnons qu'un résumé des observations déjà publiées. Pour la péritonite tuberculeuse, nous relatons surtout les cas cités depuis 1878, tous ceux qui sont antérieurs à cette date se trouvant déjà réunis dans la thèse de M. Tapret. (Etude clinique sur la péritonite chronique d'emblée, 1878.)

pour l'inépuisable bienveillance qu'il a mise à nous aider de ses conseils, après nous avoir donné le sujet de ce travail.

Nous adressons aussi l'expression de notre reconnaissance à notre excellent maître, M. le Dr Bucquoy, qui a bien voulu nous communiquer une belle série d'observations de péritonite tuberculeuse et les conclusions qu'il en a tirées.

PREMIÈRE PARTIE

CHAPITRE Ier

GÉNÉRALITÉS SUR LES TROIS FORMES DE LA TUBERCULOSE DES PLÈVRES ET DU PÉRITOINE

Avant d'étudier séparément les diverses formes de la tuberculose des plèvres et du péritoine, nous dirons que toutes empruntent leur gravité à ce fait qu'elles sont en général secondaires.

Les séreuses formant des cavités closes, les éléments tuberculeux ne peuvent arriver, de l'extérieur jusqu'à elles, que par des voies détournées. La propagation se fait (1), soit par l'extension des lésions préexistantes du poumon, du système digestif ou des organes génitaux, soit par l'irruption du bacille tuberculeux hors des vaisseaux lymphatiques ou sanguins; les premiers aboutissant directement à la cavité séreuse, les seconds pouvant laisser sortir le microbe de la tuberculose par diapédèse ou par rupture de leurs parois (2).

En un mot, les plèvres et le péritoine ne sont envahis

(1) Verchère. Des portes d'entrée de la tuberculose. Thèse de doctorat, 1884.

(2) Cruveilhier cite deux cas de pleurésie tuberculeuse sans tubercules pulmonaires. Traité d'anatomie pathologique générale, 1862, t. IV, p. 682 et 683.

que lorsque l'organisme est déjà plus ou moins imprégné, sur d'autres points, par les éléments tuberculeux.

Ne pourrait-on pas cependant admettre la possibilité d'une inoculation directe par la ponction, en supposant qu'un trocart insuffisamment purifié vienne porter sur une séreuse des bacilles qu'il aurait puisés sur un autre organisme? Aussi ne saurait-on entourer de trop de précautions cette opération habituellement si bénigne.

CHAPITRE II

TUBERCULOSE MILIAIRE DES PLÈVRES ET DU PÉRITOINE

Dans la forme miliaire il est très difficile, vu la dissémination des lésions sur tout l'organisme, d'établir ce qui, dans le pronostic, doit être attribué à l'affection de la séreuse. Aussi ne peut-on savoir, dans bien des cas, si le malade est mort de sa pleurésie ou de sa péritonite ou bien s'il a succombé à sa tuberculose généralisée. Assurément les manifestations du côté des séreuses jouent un rôle important dans l'ensemble de la maladie ; mais ce rôle est d'autant moins appréciable que les granulations se trouvent plus répandues dans les autres organes.

Il existe pourtant des cas moins graves, dans lesquels la tuberculose tend à se restreindre et peut même n'occuper qu'une ou deux séreuses. Le pronostic s'établit alors d'une façon beaucoup plus certaine.

§ 1. *Étiologie.*

Cette forme de tuberculose, dont le pronostic est si grave par l'étendue et l'évolution rapide des lésions, se développe dans certaines conditions qui paraîtraient devoir la rendre moins fatale : elle évolue en effet, de préférence, chez des hommes robustes et sans antécédents héréditaires. Mais, comme elle survient surtout entre 35 et 50 ans, elle a plus de chances de rencontrer un organisme déjà envahi par quelque diathèse. C'est ce que l'observation a permis de vérifier ; beaucoup de sujets comptent, dans leurs antécédents, l'alcoolisme, quelques-uns aussi le rhumatisme. Ces diathèses, qui facilitent l'entrée de la tuberculose dans l'économie, facilitent aussi son développement et par conséquent conduisent plus sûrement le malade à une terminaison fatale. Chez beaucoup de sujets la phthisie pulmonaire ou quelqu'autre tuberculose chronique existe déjà.

Enfin, on doit tenir compte de l'état dans lequel se trouvait le sujet au moment ou il a été atteint. S'il vient de subir une fatigue exagérée, s'il est surmené, il n'offrira que peu de résistance et succombera encore plus rapide ment.

Il semble que la grossesse, par son influence dépressive sur l'organisme, devrait favoriser l'éclosion de la tuberculose aiguë. Il n'en est rien cependant : la granulie paraît suspendre son action pendant la gestation, qu'elle empêche rarement d'arriver à son terme ; elle ne retentit que peu sur le produit de la conception ; mais, ce n'est que pour éclater plus redoutable aussitôt après l'accouchement. Dans ce cas, le péritoine est atteint plus que tous les autres organes.

Notons aussi que la péritonite tuberculeuse aiguë est influencée d'une façon déplorable par les époques menstruelles et qu'on doit s'attendre à voir chacune d'elles s'accompagner d'une recrudescence de la maladie.

Dans la plèvre, on a observé qu'un épanchement très abondant, comprimant les vaisseaux pleuraux, pouvait, chez un sujet en imminence de tuberculose aiguë, suspendre l'évolution de la maladie. Par contre, une résorption rapide du liquide doit rendre le pronostic très sombre, car elle est le plus souvent suivie d'une poussée aiguë des plus intenses. Il en serait de même après une ponction qui amènerait une déplétion totale et rapide de la séreuse.

« Dans la collection de Volkmann, Litten avait déjà publié trois observations d'épanchement pleurétique disparaissant rapidement et suivi de tuberculose miliaire aiguë.

« Dans le volume VII des annales de la Charité de Berlin, il publie une note intitulée : du développement de la tuberlose miliaire aiguë après résorption ou ponction d'épanchement pleurétique.

Litten rappelle, à ce sujet, que Virchow admet que, chez les individus prédisposés, une excitation locale vulgaire peut produire le tubercule. Ici la cause excitante serait représentée par la distension rapide des vaisseaux dégagés de la pression que l'exsudat pleurétique exerçait et par le développement brusque du poumon longtemps comprimé. Le poumon s'infiltrerait d'abord de tubercules qui se généraliseraient ensuite à tout l'organisme. L'auteur ajoute qu'il ne faut pas toutefois repousser complètement l'hypothèse d'après laquelle, chez les sujets prédisposés, la résorption des produits inflammatoires liquides, en apparence inoffensifs, des séreuses, pourrait infecter le sang, de même que les débris de tubercules caséeux, d'après Bull, produisent par résorption la tuberculose miliaire.

Il y a longtemps déjà que Stokes avait fait la remarque que la disparition rapide d'un empyème serait fréquemment suivie d'une expression tuberculeuse. D'ailleurs, on peut supposer ici que l'empyème était lui-même de nature tuberculeuse, qu'il ne faisait que masquer la tuberculose pulmonaire déjà existante » (1).

§ 2. *Anatomie pathologique.*

Chez les sujets qui ont succombé à la tuberculose miliaire, on voit, en général, s'écouler de la séreuse qu'on vient d'ouvrir un liquide citrin, un peu verdâtre, parfois sanguin, rarement séro-purulent. Il est presque toujours abondant ; on en a trouvé jusqu'à 8 litres dans le péritoine et la moitié environ dans la plèvre. Il contient une notable quantité d'albumine et de fibrine.

La cavité qui le renfermait est unique, sans cloisonnements, les organes qui y sont inclus ne sont cachés par aucun exsudat épais. La péritonite et la pleurésie sèches sont plus rares, sauf dans les tuberculoses très localisées. Ce qui frappe, tout d'abord, quant on examine la séreuse, c'est l'étendue et la confluence de ses lésions, remarquables surtout dans les points qui avoisinent soit une région déjà enflammée, soit un foyer tuberculeux développé dans un organe sous-jacent.

Les granulations tuberculeuses sont superficielles et semblent, comme le pensaient Colberg et Rindfleisch, siéger sur l'épithélium. Si on les examine séparément, on voit qu'elles présentent presque toutes le premier degré de leur évolution : elles sont transparentes ou légèrement blanchâtres, elles résistent sous le doigt et donnent la sensation de grains de semoule,

(1) Hanot. Loc. cit. p. 125.

Boulland.   2

La séreuse qu'elles recouvrent peut avoir gardé sa coloration normale ; mais, le plus souvent, elle présente des lésions inflammatoires : elle offre une coloration rouge, uniforme ou plus accentuée et comme ecchymotique autour des tubercules confluents. Quelquefois elle prend, surtout dans le péritoine, des teintes violacées, brunâtres. La surface de la séreuse est un peu poisseuse, ce qui fait adhérer légèrement entre eux les organes qu'elle entoure. Enfin, à une période plus avancée, elle se recouvre d'une couche fibrineuse mince et transparente, qui peut se détacher facilement et entraîne parfois avec elle les tubercules sans que ceux-ci laissent de traces sur la séreuse (1). Cette couche fibrineuse est plus épaisse dans le petit bassin. La phlegmasie détermine aussi, dans quelques cas, des granulations inflammatoires.

Les lésions des ganglions sont habituellement moins avancées que celles de la séreuse. Il peut y avoir seulement un peu de congestion sans tubercules.

La péritonite et la pleurésie tuberculeuses aiguës n'évoluent presque jamais seules. Les organes qui sont envahis simultanément sont par ordre de fréquence : les poumons, le foie, le tube digestif, les organes génitaux, les reins, le péricarde et la rate. Celle-ci est, presque toujours, hypertrophiée, ainsi que le foie.

En résumé, nous trouvons des lésions qui ont à peine eu le temps d'évoluer et qui sont encore à leur début, tandis que la maladie a parcouru toutes ses périodes, et nous observons à peine quelques traces d'un travail d'organisation ou de réparation. L'épanchement est aussi un obstacle à l'accolement des surfaces enflammées.

(1) Cornil et Ranvier. Manuel d'histologie pathologique, 1881, p. 512.

C'est là ce qui fait, avec l'étendue des lésions, la gravité de la forme miliaire de la tuberculose des plèvres et du péritoine. Nous verrons plus loin qu'elle peut imprimer ce cachet de gravité aux deux autres formes en se greffant sur elles.

§ 3. — *Symptomatologie et évolution.*

Le danger de la tuberculose aiguë étant en raison directe de la dissémination de ses lésions, nous aurons à voir, au point de vue du pronostic, les symptômes qu'on doit rattacher à la généralisation de la maladie et ceux qui se rapportent aux manifestations locales.

Les symptômes généraux du début étant les mêmes dans les diverses variétés de la tuberculose aiguë, nous allons les indiquer une fois pour toutes.

On note tout d'abord du malaise, une tristesse et une préoccupation non motivées, puis de la céphalalgie plus ou moins diffuse, avec quelques exacerbations, des vertiges, de l'anorexie, de la constipation, un peu de fièvre, une grande irrégularité dans le rythme et la fréquence du pouls. On trouve aussi une hyperesthésie cutanée, manifeste surtout au niveau des articulations des membres inférieurs. Le malade maigrit rapidement.

Si on a affaire à la forme généralisée, ces symptômes qui ont débuté d'une façon insidieuse s'accentuent, dominent toutes les autres manifestations de la maladie et rejettent, au second plan, les phénomènes pleurétiques, par exemple, qui ne se révèlent que par une toux sèche, insignifiante, et par quelques points de côté vagues. Si alors on explore l'état des plèvres, on trouve des signes d'épanchement peu abondant, au début, soit dans une seule des séreuses, soit, le plus souvent, dans les deux. Le liquide n'est pas de quantité égale dans chacune, tout d'abord il varie d'un jour à l'autre et augmente dans une plèvre pendant qu'il diminue dans l'autre, puis il devient plus fixe et s'accroît graduellement.

S'il y a de la tuberculose péritonéale, le ventre est, presque partout, un peu sensible à la pression, il est surtout hyperesthésié superficiellement. Tout d'abord il est rétracté, plus tard, il est distendu par le météorisme des intestins. L'ascite est de quantité moyenne ; son liquide se déplace aisément et s'il se résorbe on perçoit quelques frottements péritonéaux analogues à ceux de la plèvre.

Pendant ce temps, les symptômes généraux s'aggravent de plus en plus et déterminent la mort, qui survient au bout d'un mois en moyenne.

Si la maladie revêt la forme typhoïde, les quelques manifestations locales que nous venons de noter sont encore plus masquées par l'état général dont les symptômes font souvent porter le diagnostic de dothiénentérie. On observe en effet, outre les phénomènes généraux énumérés ci-dessus, des épistaxis, des entérorrhagies, parfois même une éruption rappelant absolument les taches lenticulaires rosées, quelquefois un peu de diarrhée, enfin une courbe de température qui peut présenter une grande analogie avec celle de la fièvre continue.

A la dernière période, on a vu survenir des eschares au sacrum, de la phlegmatia alba dolens, du muguet. Puis le malade s'éteint dans le coma.

En somme, dans la tuberculose disséminée, on ne peut pas dire que le malade meurt de sa pleurésie ou de sa péritonite; l'état général seul entre en ligne de compte pour établir le pronostic.

Les formes de tuberculose aiguë localisées aux séreuses sont aussi précédées des mêmes phénomènes généraux ; mais bientôt ceux-ci ne jouent qu'un rôle secondaire relativement aux symptômes locaux. Dans la péritonite tuberculeuse, on trouve une sensibilité vive du ventre, surtout dans les hypochondres, et du ballonnement. La fièvre oscille, pendant presque tout le cours de la maladie, autour de 39°, avec rémission de 1° le matin ; le pouls est petit, fréquent ; le facies grippé. Il y a aussi des vomissements alimentaires ou bilieux et de la constipation. Puis l'ascite survient et, par son abondance , détermine assez souvent des compressions veineuses, qui produisent à leur tour des œdèmes des membres inférieurs et de la paroi abdominale.

La forme pleurétique est caractérisée par une dyspnée vive, un point de côté plus ou moins intense et les signes d'un épanchement pleurétique souvent double. Dans ce cas le pronostic devient inquiétant, la compression simultanée des deux poumons produisant une dyspnée, une orthopnée intense et pouvant amener la mort par asphyxie.

Ces tuberculoses limitées à la plèvre et au péritoine sont rarement précédées de phthisie pulmonaire ; elles guérissent quelquefois, surtout si leur durée est augmentée. Alors, en effet, le travail de cicatrisation a le temps de s'effectuer. En même temps la fièvre tombe autour de 38°, l'ascite se résorbe, l'état général s'améliore et la tuberculose aiguë peut se transformer en tuberculose fibreuse. Plus rarement elle revêt la forme ulcéreuse.

Quand la tuberculose miliaire de la plèvre ou du péritoine se termine par la mort, c'est presque toujours pendant une poussée suraiguë, qui produit une exagération de tous les symptômes que nous avons décrits.

Lorsqu'on verra survenir une recrudescence des phénomènes déjà si graves de la maladie, on ne devra guère es-
pérer la rétrocession de ces accidents, qui se prolongent
habituellement jusqu'à la mort en s'accompagnant de vives douleurs, surtout dans la péritonite.

Nous devons citer aussi, parmi les complications pos-
sibles, la production d'un épanchement hémorrhagique
dû à la congestion et à la rupture des vaisseaux de la séreuse. Les liquides sanguins ayant peu de tendance à se
résorber, et se reformant facilement si on vient à les évacuer, le pronostic sera encore plus inquiétant (1).

Ajoutons, enfin, que la tuberculose aiguë des séreuses
récidive avec la plus grande facilité et procède habituellement par poussées successives, qui deviennent de plus en
plus graves, l'organisme se trouvant chaque fois plus dé-
térioré par les atteintes précédents.

La tuberculose aiguë de la plèvre et du péritoine a une
marche rapide ; elle évolue habituellement dans l'espace
d'un mois; sa terminaison est presque toujours mortelle.

En somme, le pronostic est grave par la tendance de
l'affection à se généraliser, par ses poussées successives et
ses récidives, enfin par sa marche rapide qui ne donne
pas aux moyens thérapeutiques le temps d'agir.

(1) R. Moutard-Martin. Étude sur les pleurésies hémorrhagiques.
Thèse de doctorat, 1878.

Observations de tuberculose aiguë du péritoine et des plèvres.

OBSERVATION I. — Résumée (M. Colin) (1).

Homme de 22 ans, fusilier, entré à l'hôpital, le 25 septembre 1862. Forte constitution.

Depuis quelques jours il a de la fièvre le soir, des sueurs nocturnes, un point de côté au flanc droit. A ce niveau, on trouve du frottement pleurétique.

L'appétit est conservé.

26 septembre. Le point de côté a disparu, les frottements pleuraux sont plus étendus.

Le 28. Epanchement à la base thoracique droite.

Le 30. Le liquide remonte jusqu'à l'épine de l'omoplate.

Octobre. Sueurs profuses. Temp. 39°,5. Pouls à 110.

Frottement pleural à gauche. On place successivement trois vésicatoires sur ce côté. Potion stibiée.

Le 5. Epistaxis abondante. Temp. 40°,6. Sudamina sur le thorax, puis sur l'abdomen.

Le 6. Nouvelle épistaxis.

Le 8. Agitation, délire, épistaxis. Ventre ballonné.

Les frottements pleuraux diminuent. Amaigrissement extrême.

Le malade reste quelques instants dans un fauteuil.

Le 10. Léger épanchement à la base thoracique gauche.

La matité diminue à droite. Le ventre augmente.

On trouve de l'ascite dans les parties déclives. La palpation est douloureuse.

Le 12. Temp. 41°. Constipation absolue depuis cinq jours. Epistaxis. Teinture de digitale, lavement huileux.

La fièvre persiste jusqu'au 20 octobre. L'ascite est stationnaire.

Le 24 et 25. Amélioration notable. Temp. 38°. Pouls à 100. Plus de sueurs. Alimentation, régime lacté.

Le ventre reprend son aspect normal. La constipation cesse.

____

(1) Colin. Etudes cliniques de médecine militaire, 1864 (obs. IV).

6 novembre. Encore un peu de matité à la base gauche. Appétit considérable. Alimentation tonique.

Un mois après, le malade, encore un peu maigre, part en convalescence.

Obs. II. — Résumée (Biat) (1).

Femme, 52 ans, marchande d'habits. Entrée à l'hôpital le 30 janvier 1882.

Bons antécédents. Aspect extérieur satisfaisant. A 27 ans elle a eu un enfant.

Il y a six semaines, érysipèle de la face, débutant par les points lacrymaux. Presque en même temps, le ventre grossit, les digestions deviennent difficiles. Il y a du ballonnement après les repas, de la dyspnée par refoulement du diaphragme, de la constipation.

Actuellement le ventre est volumineux. Un peu d'ascite. Matité dans les fosses iliaques. Léger œdème des jambes. Palpation douloureuse sur l'abdomen et à la base du thorax.

Matité de 3 à 4 centimètres à la base des plèvres.

Eau-de-vie allemande. Onctions de pommade iodurée.

Le ventre diminue, l'ascite remplace le tympanisme.

Février. Epanchement pleural droit, dyspnée, douleur très vive à l'épigastre.

Mars. La dyspnée augmente. Ponction abdominale ; 6 litres de liquide verdâtre, très albumineux.

Erysipèle dans le point où on a placé le vésicatoire,

4 mars. Orthopnée. Mort.

Autopsie. — Plèvre gauche : 4 litres de liquide citrin, fausses membranes sans tubercules. Poumon refoulé.

Plèvre droite : 1 litre de liquide, pas de fausses membranes, pas de tubercules. Poumons sains.

Péritoine criblé de granulations miliaires grises, surtout dans le petit bassin. Utérus, ovaires, trompes tapissés de fausses membranes couvertes de tubercules miliaires.

Rien de particulier du côté de la muqueuse intestinale, des organes génitaux et du cerveau.

Obs. III. — Résumée (Biat, loc. cit.).

Homme, 48 ans, sculpteur, entré à l'hôpital, le 29 octobre 1883.

Antécédents personnels : fièvre intermittente tierce depuis dix ans. Alcoolisme.

____

(1) Biat. De la péritonite tuberculeuse à forme ascitique. Thèse de doct, 1884 (obs. III).

— 25 —

Il y a deux mois, anorexie, dyspepsie, nausées, vomissements. Le ventre grossit ; il est météorisé en haut, mat au-dessous de l'ombilic. Le liquide ascitique est mobile.

Circulation complémentaire sur toute la paroi abdominale. Rate grosse. Douleurs rénales vives irradiées à tout le ventre. Œdème des membres inférieurs. Constipation. Peu à peu le ventre augmente.

Epanchement pleural droit. Facies abdominal. Plaintes.

Mort le 13 novembre.

Autopsie. — Ascite énorme, liquide verdâtre, citrin. Pas de fausses membranes. Granulations grises, membraneuses, sur les deux feuillets du péritoine. Dégénérescence graisseuse du mésentère. Rien sur la muqueuse intestinale. Foie adhérent au diaphragme, péritoine péri-hépatique épaissi ; tissu conjonctif interlobulaire sclérosé.

Rate grosse.

Epanchement de 1 litre de liquide dans la plèvre droite.

Pas de tubercules dans les plèvres ni dans les poumons.

Ons. IV. — Résumée (Mairet) (1).

Homme, 20 ans.

Fièvre, diarrhée, sueurs, dyspnée, expectoration sanglante, épistaxis.

Autopsie. — Tuberculose miliaire. Plèvres sans adhérences. Un demi-litre de liquide dans chacune. Sur les feuillets viscéraux, granulations miliaires et petits filaments néomembraneux.

Obs. V. — Inédite.

(Due a l'obligeance de notre collègue et ami le Dr Brocq.)

Un homme, ayant toutes les apparences d'une cachexie profonde, entre, au commencement d'août 1880, dans le service de M. Laboulbène.

Il se dit malade depuis quinze ou vingt jours.

Il est maigre, pâle ou plutôt jaune brun, subictérique. Le ventre est peu douloureux, très tendu et rempli de liquide ascitique, qui donne la sensation de flot.

Diarrhée fort intense, incoercible, verdâtre. Pas de vomissements.

Langue sèche, cornée.

Le foie est de volume moyen, la rate est assez petite.

---

(1) Mangeon. Considérations sur les pleurésies hémorrhagiques et leur suppuration. Thèse de doct., 1880.

Les veines sous-cutanées abdominales sont un peu développées. Pas d'œdème des jambes.

On ne trouve que quelques râles crépitants rares et assez fins aux sommets du thorax. S'il y a de la tuberculose, elle est peu avancée ou fort légère.

Rien d'anormal au cœur.

Pas de céphalalgie violente ; pas de fièvre.

La diarrhée devient incoercible.

Le malade est pris de délire doux, il meurt dans le collapsus, le 6 août.

Autopsie. — Poumons : quelques tubercules assez rares, crétacés au sommet des poumons. Les bases sont congestionnées. Cœur petit et flasque. Endocarde sain.

Rate normale. Foie de volume habituel, gras.

Péritoine épaissi, recouvert d'une couche de fausses membranes in-filtrées, d'aspect puriforme. Le grand épiploon est épaissi, jaunâtre ; il a de petites ecchymoses à sa surface.

Sur les intestins, petites granulations jaunes, grisâtres, ayant l'aspect de tubercules. On en trouve aussi sur le péritoine hépatique et sur le péritoine pariétal.

Le malade a donc succombé à une tuberculose généralisée miliaire de la cavité abdominale.

Obs. VI. — Résumée (Litten) (1).

Femme, 49 ans. Pas d'affections pulmonaires dans ses antécédents. Epanchement considérable dans la plèvre gauche. Cœur refoulé.

Ponction : 4 litres de liquide. Cessation de la dyspnée (27 juin).

Quelques jours après, retour de la dyspnée. Temp. 40°.

L'épanchement n'est pas reproduit. Sulfate de quinine à haute dose. Meurt le 12 juillet 1878.

Autopsie. — Plèvre remplie de fausses membranes. Petits foyers caséeux dans les sommets.

Poumons, plèvres, foie, rate, reins, péricarde, mésentère, remplis de tubercules miliaires récents.

Obs. VII. — Résumée (Bernard) (2).

Homme, 46 ans, paveur. Entré à l'hôpital le 18 avril 1883.

---

(1) Hanot. Loc. cit. p. 125,
(2) Bernard. Thèse de doctorat, 1883 (obs. VIII).

Bonne santé antérieure. Robuste.

A la suite d'un refroidissement, il fut pris de frissons, de fièvre.

On lui trouva une pleurésie.

Le malade sortit trois semaines après le début sans être complètement guéri.

On le revit quelque temps après. Il avait le thorax un peu déformé, les muscles thoraciques atrophiés.

Au sommet gauche l'expiration était prolongée et rude.

Mort le 28 juin.

Autopsie. — Voûte diaphragmatique enfoncée du côté gauche plus que du côté droit.

Plèvre peu adérente à la base gauche, mais couverte d'un grand nombre de tubercules miliaires plus nombreux sur la plèvre pariétale que sur la plèvre viscérale.

Le sommet du poumon gauche, dans son tiers supérieur, forme u bloc de tubercules grisâtres. Dans le reste on trouve des tubercules miliaires.

La plèvre droite a quelques adhérences au sommet et contient peu de tubercules.

Granulations tuberculeuses dans tout le poumon droit.

Foie criblé de petites granulations jaunes à sa surface. La même lésion se rencontre sur le péritoine sous-diaphragmatique.

Quelques granulations méningées.

Nulle part il n'y a de tubercules ramollis.

OBS. VIII. — Résumée (Andral) (1).

Homme, 25 ans, tailleur.

Signes de phthisie pulmonaire au premier degré. Amaigrissement.

Il tousse depuis quatre mois et a eu des hémoptysies.

Les ganglions cervicaux sont engorgés sur le côté droit.

L'abdomen est tuméfié, indolent, sans fluctuation.

Selles normales. Pouls fréquent. Sueurs nulles.

Le ventre augmente, devient fluctuant. Diarrhée. Fièvre hectique.

Meurt six semaines après son entrée.

Autopsie. — Adénopathie trachéo-bronchique tuberculeuse. Quelques tubercules crus au sommet du poumon gauche. Le sommet droit est presque entièrement infiltré de matière tuberculeuse molle.

---

(1) Andral. Clinique médicale et choix d'observations recueillies à l'hôpital de la Charité, 1839. **T.** II, p. 648.

Ascite hémorrhagique, oncée, noirâtre, abondante.

La séreuse est rouge, sans adhérences.

Fausses membranes rouges, remplies de tubercules, sur la rate et sur le foie.

Le mésentère forme une énorme tumeur par suite de l'hypertrophie de ses ganglions lymphatiques.

Obs. IX. — Résumée (Garandeaux) (1).

Homme, 42 ans. Originaire de la Seine-Inférieure. Entré à l'hôpital, le 3 octobre 1870.

Alcoolisme.

En février, il a éprouvé des douleurs à l'hypochondre droit. Puis, le foie est devenu gros. On a appliqué des vésicatoires sur la région hépatique.

15 septembre. Le ventre grossit, prend une forme ovalaire. En même temps le malade maigrit; il a de l'œdème du scrotum. Sur la paroi abdominale les veines sus-ombilicales sont dilatées.

6 octobre. Ponction : 10 à 11 litres de liquide.

Le 10. L'épanchement se reproduit. Œdème des jambes. Vomissements, qui durent jusqu'à la mort, qui arrive le 12.

Autopsie. — Trois litres de liquide séreux dans le péritoine. L'intestin grêle est injecté, ecchymosé. La veine porte est couverte de fausses membranes et remplie par un coagulum fibrineux ancien.

Le foie est dur, entouré d'une coque blanchâtre, couvert de granulations.

La rate est grosse, le pancréas induré et cirrhosé.

Fines granulations grisâtres sur le péritoine.

Reins congestionnés.

Léger exsudat dans les plèvres.

Dans les poumons, quelques tubercules pigmentés, caséeux, arrêtés dans leur évolution.

Obs. X. — Résumée (Delpeuch) (2).

Femme, 42 ans. Entrée à l'hôpital le 22 avril 1882. Rhumatisante. Teint jaunâtre.

---

(1) Garandeaux. De la tuberculose chez les buveurs et de ses rapports avec la cirrhose. Thèse de doct., 1878 (obs. XV).

(2) Delpeuch. Essai sur la péritonit tuberculeuse. Thèse de doctorat, 1883 (obs. II).

Il y a trois ans, tuberculose pulmonaire avec hémoptysies. La malade s'est rétablie pendant quelque temps ; mais, il y a six mois, les mêmes accidents ont reparu.

Œdème des jambes depuis quelques semaines.

Dyspnée sans toux ni crachats. Matité et râles sous-crépitants aux sommets des poumons. Souffle caverneux au sommet gauche.

Fièvre intense, poussée aiguë.

Meurt le 24, avec des symptômes d'asphyxie.

Autopsie. — Péritoine complètement recouvert de tubercules transparents. Un peu de liquide ascitique citrin.

Foie volumineux, couvert de fausses membranes, adhérent aux organes voisins, un peu gras.

Rate hypertrophiée et molle.

Plèvres : fausses membranes, épanchement citrin aux deux bases.

Poumons : aux sommets, cavernes et granulations récentes.

Fausses membranes sur le péritoine.

Obs. XI. — Communiquée par M. le Dᵣ Bucquoy.

Jeune fille de 18 ans, orpheline, d'une constitution délicate, entre à Cochin le 16 février. Antécédents de famille inconnus.

La menstruation, établie pour la première fois à 15 ans, a toujours été régulière, sauf depuis quatre mois, où elle est supprimée. La malade s'enrhume facilement. Il y a deux ans, elle a eu un point de côté à droite et des crachements de sang ; elle a été malade pendant six mois ; depuis, elle tousse habituellement.

Un mois avant son arrivée dans le service, son ventre est devenu gros et douloureux. En même temps, elle a été prise de vomissements jaunâtres, continuels, déterminant le rejet de tous les aliments.

A son entrée, on lui trouve le facies altéré, plombé. Sa température oscille entre 38 et 39°, elle a de la céphalalgie, des vertiges, pas d'épistaxis. La langue est saburrale. Il y a un peu de diarrhée.

Le ventre est ballonné ; il est le siège de vives douleurs et d'élancements, surtout dans la fosse iliaque droite.

La malade tousse, ses crachats sont muqueux et striés de sang.

Cet ensemble de symptômes : l'âge du sujet, l'état saburral, la sensibilité et le ballonnement du ventre, un peu de diarrhée, auraient pu faire croire, peut-être, à une autre affection, la fièvre typhoïde ; mais l'examen direct de l'abdomen et les accidents éprouvés depuis quelques semaines ne m'ont pas permis de m'arrêter à ce diagnostic. Le ballonnement du ventre n'était pas dû à un simple météorisme : on trouvait de la sonorité tympanique dans une grande étendue, mais de la matité dans les parties déclives, facile à reconnaitre en faisant coucher la malade sur le côté. Il n'y avait pas assez de liquide pour produire de la fluctuation. La percussion était douloureuse.

La palpation donnait une sensation particulière d'empâtement et de solidarité de grande valeur pour le diagnostic.

Il y avait peu de diarrhée. beaucoup de vomissements, pas de taches rosées ; la température était moins élevée que dans une fièvre grave : ce n'était pas une fièvre typhoïde.

L'examen de la poitrine était intéressant à cause des antécédents de la malade. Il semblait que la percussion donnait un peu de submatité sous la clavicule gauche. De ce côté, la respiration était puérile, exagérée. On constatait des râles sibilants et ronflants disséminés partout, mais peu abondants. Ce fut assez pour trouver là des raisons suffisantes d'admettre une tuberculisation pulmonaire, tandis qu'il n'y avait qu'une simple bronchite catarrhale.

Notons enfin des douleurs vives en urinant et une albuminurie abondante.

La maladie fit des progrès rapides ; les vomissements devinrent presque continuels et ne cédèrent ni à la glace, ni aux opiacés ; la diarrhée devint abondante et répétée, d'où amaigrissement rapide.

Le ventre, au bout de quelque temps, fut moins douloureux et moins tendu ; en s'affaissant, il présenta de la submatité partout et de la rénitence avec empâtement, sans masses indurées. L'ascite disparut.

Puis on trouva les signes d'un léger épanchement dans la plèvre droite avec submatité au sommet du même côté.

Dans les derniers jours, la malade fut reprise de vomissements incoercibles et de diarrhée continuelle, elle eut des crampes et des contractures douloureuses, enfin une ou deux crises de dyspnée avec de violentes douleurs. Elle succomba dans l'une d'elles, le 26 mars ; elle était à un degré avancé de marasme.

Autopsie. — Toute la surface péritonéale, pariétale et viscérale est parsemée d'une multitude de granulations jaunâtres, grisâtres, faisant saillie à la surface et assez volumineuses (de 1 à 4 millim.).

Ecchymoses étendues, principalement dans le petit bassin ; adhérences intimes du foie avec le diaphragme par l'accolement des deux feuillets péritonéaux ; amas de granulations à la face inférieure du foie, autour de la vésicule biliaire ; agglutinement des anses intestinales, granulations à leur surface.

La masse intestinale forme un gâteau, avec des reliefs ; elle est infiltrée de granulations tuberculeuses, jaunes. Il en est de même dans le mésentère et les mésocôlons. Ganglions caséeux, le long de la colonne vertébrale. (L'intestin n'a pas été ouvert.)

Le foie est englobé dans la lésion péritonéale ; il pèse 1450 gr., il est gros, congestionné et présente de la dégénérescence graisseuse. Il y a de l'hyperhémie des veines périhépatiques.

Les reins sont également gros, congestionnés, leur substance corticale contient des tractus blanchâtres.

Les poumons sont remarquables par leur intégrité ; ils n'ont de tubercules sur aucun point, mais seulement un peu de congestion.

Ce fait aurait contredit la loi de Louis, si nous n'avions pas trouvé ailleurs le point de départ de la tuberculose péritonéale : l'ovaire gauche est très volumineux, toute son épaisseur est occupée par une cavité anfractueuse, remplie d'une masse caséeuse, épaisse et molle avec de petites cavités accessoires et des parties plus ou moins ramollies. L'ovaire droit présente les mêmes altérations ; il est volumineux, inégal, bosselé et sur quelques points fluctuant.

Les lésions observées dans cette autopsie nous rendent parfaitement compte de la marche de la maladie et des principaux phénomènes qui l'ont caractérisée.

1º Marche très rapide : affection granuleuse greffée toutefois sur la tuberculose ovarienne chronique. La malade était bien réglée, sauf depuis quatre mois, époque de la destruction des ovaires.

2º Prédominance d'un symptôme ordinairement assez rare; le vomissement, à cause de l'abondance des granulations dans la zone supérieure de l'abdomen et surtout de l'importance prise par la péritonite périhépatique.

3º Le peu de signes observés du côté de la poitrine et répondant ce fait exceptionnel, l'absence de tout tubercule dans les organes respiratoires. La maladie de poitrine, deux ans auparavant; la bronchite, même un peu de pleurésie droite, ne devaient pas faire supposer une pareille intégrité des organes respiratoires.

Obs. XII. — Résumée (Ch. Labbé) (1).

Femme, 30 ans, domestique. Entrée à l'hôpital le 17 septembre 1878.

Antécédents personnels : avortement, épistaxis fréquentes. Céphalagie, crampes des membres inférieurs.

Elle est enceinte, à terme. Elle a été atteinte de maladie d'Addison depuis le début de sa grossesse.

24 octobre. Accouchement laborieux, version. Enfant du sexe féminin, pesant 3,600 grammes.

(1) Vermeil. Des lésions des organes génitaux chez les tuberculeuses. Thèse de doct. 1880. Obs. XLV.

Après l'accouchement, état d'hébétude, pas de souffrances, peu d'appétit. État typho-adynamique.

Meurt subitement le 10 novembre, dans l'adynamie.

Autopsie. — Légères adhérences des plèvres aux sommets. A ce niveau, les poumons renferment des granulations tuberculeuses non ramollies.

Quelques granulations sur la pie-mère au niveau de la scissure interhémisphérique.

Péritoine couvert de tubercules, surtout sur la face inférieure du diaphragme, sur le foie et dans les régions lombaires.

Tubercules dans les reins, les capsules surrénales et sur la muqueuse vaginale.

CHAPITRE III.

TUBERCULOSE ULCÉREUSE DU PÉRITOINE ET DES PLÈVRES

§ 1. *Étiologie.*

Il est un certain nombre de causes qui ont une influence funeste sur l'évolution de cette forme de tuberculose. Nous citerons, en particulier, l'alcoolisme, l'acclimatement, le froid. Nous avons noté aussi, dans un certain nombre d'observations, l'éclosion de la tuberculose ulcéreuse sous l'influence d'une thérapeutique débilitante, consistant en saignées, diète, purgatifs, sudorifiques, vésicatoires permanents, employés pour combattre les poussées aiguës de la tuberculose ou pour faciliter la résorption des épanchements.

Cette tuberculose est aussi d'une gravité toute spéciale, lorsqu'elle se développe à la suite de la perforation d'un foyer tuberculeux voisin. C'est ce que l'on observe quand une caverne pulmonaire s'ouvre dans la plèvre ; où bien quand une ulcération tuberculeuse de l'intestin se propage jusqu'au péritoine. Si cependant l'épanchement qui en résulte est limité par des fausses membranes et ne s'étend pas à toute la cavité, la terminaison fatale sera moins à redouter, les produits tuberculeux épanchés se trouvant en contact avec une partie plus restreinte de la séreuse.

§ 2. *Anatomie pathologique*

Dans la forme miliaire, nous avons rencontré des lésions étendues en surface ; dans celle-ci, nous trouverons au contraire, des lésions caractérisées par leur profondeur. Les tubercules au lieu d'être transparents, blanchâtres, résistants, superficiels, sont opaques, jaunâtres, friables et situés à la face profonde de la séreuse. Ils forment souvent des amas caséeux, de consistance molle. La séreuse est recouverte de fausses membranes peu résistantes, épaisses, d'un blanc jaune ou grisâtre et infiltrées de tubercules. Les épanchements sont presque toujours purulents, parfois chyliformes. On les a trouvés quelquefois brunâtres, formés par un mélange de pus et de sang, de couleur chocolat. « Ces pleurésies purulentes sont des espèces de cavernes dans la plèvre, cavernes dont les sécrétions s'accumulent au lieu d'être évacuées au fur et à mesure de leur production (1).

Ces lésions peuvent être précédées de quelques phénomènes inflammatoires peu intenses ; d'autres fois elles se greffent aussi sur la tuberculose fibreuse dont elles détruisent le travail cicatriciel. Elles ont pourtant, dans ce cas, plus de chances de rester localisées, quelques cloisons pouvant résister au travail ulcératif et empêcher les tubercules de gagner toute la séreuse.

Du reste, il n'est pas rare de rencontrer dans la forme

(1) Fabre. La phthisie pleurale. Marseille médical, 1882, p. 327.

Boulland.   3

ulcéreuse des loges limitées par les fausses membranes et dans lesquelles on trouve des liquides d'aspect variables : ils peuvent être séro-purulents ou purulents ou bien présenter une teinte brun rougeâtre. On doit attribuer cette dernière variété à l'ulcération d'un vaisseau où à une poussée congestive ayant déterminé une rupture vasculaire dans un foyer purulent. Des poussées aiguës se produisent en effet quelquefois et s'accompagnent d'une éruption tuberculeuse qui vient se surajouter aux lésions déjà établies. On peut les retrouver avec leur ordre de superposition en détachant les fausses membranes couche par couche.

Nous observons donc ici des lésions qui ont une tendance très marquée à s'accumuler et qui n'ont aucune propension vers un travail régressif.

Cette tuberculose ne se borne pas à atteindre les séreuses, son processus ulcératif s'étend aussi aux organes sous-jacents. Il peut détruire toute l'épaisseur de la paroi du tube digestif et déterminer ainsi une ou plusieurs perforations par lesquelles les liquides intestinaux forment dans la séreuse un épanchement fétide, brunâtre et qui donne aux fausses membranes une coloration foncée. Ces perforations peuvent s'établir également entre deux anses intestinales qu'elles font ainsi communiquer entre elles. Nous verrons à propos des symptômes les conséquences graves de cette complication. Enfin, il est des cas dans lesquels on a vu l'épanchement péritonéal s'ouvrir en dehors par l'ombilic. Les tubercules ulcérés de la plèvre établissent quelquefois une communication entre cette séreuse et les bronches ou une caverne pulmonaire; ils peuvent aussi perforer les espaces intercostaux et laisser le pus s'écouler au dehors.

Toutes ces complications viennent encore assombrir le pronostic. Celui-ci est, au contraire, rendu plus favorable par ce fait que les lésions n'atteignent souvent qu'une seule séreuse et même peuvent, en s'enkystant, se localiser encore davantage, comme nous l'avons vu plus haut.

Une pleurésie purulente très limitée par les fausses membranes et s'ouvrant dans les bronches n'est pas d'un pronostic absolument fatal (1).

Ces loges se rencontrent dans le thorax, généralement à la base, derrière les cartilages costaux et le sternum qui est quelquefois carié à ce niveau ; parfois elles siègent au sommet. Dans le péritoine, on les trouve surtout au niveau des hypochondres, dans l'épaisseur du grand épiploon.

Il est une localisation sur laquelle nous devons insister tout particulièrement, car, contrairement aux précédentes, elle est d'une gravité exceptionnelle : c'est celle qui constitue la pelvi-péritonite tuberculeuse chronique de la femme. C'est au niveau du petit bassin que les fausses membranes s'accumulent de préférence et forment des cloisonnements, des kystes purulents complètement indépendants du reste de la séreuse.

« Si le petit bassin communique largement avec le péritoine, il s'en isole aussi avec une facilité étonnante, toutes les fois que le point de départ de l'inflammation séreuse est un des organes qu'il contient ; et il est remarquable de voir, combien la péritonite dans ce cas respecte la barrière du détroit supérieur. Il semble réellement qu'il y ait là deux séreuses ayant des maladies communes et leurs ma-

(1) Oulmont. Recherches sur la pleurésie chronique. Thèse de doctorat, 1844.

ladies propres. La tuberculose miliaire est commune aux deux parties et ne semble pas avoir de préférence pour le petit bassin ; elle n'y est pas plus commune que dans le reste de l'abdomen.

Mais dans la pelvi-péritonite symptomatique de lésions tuberculeuses des organes génitaux, l'inflammation reste presque toujours circonscrite, et dans les formes purulentes mêmes, l'enkystement est la règle» (1).

Le kyste englobe en général tous les organes du petit bassin. quelquefois cependant, il n'occupe qu'un des côtés du cul-de-sac recto-utérin. Les organes qu'il renferme ne sont pas directement en contact avec le pus ; ils en sont séparés par les fausses membranes qui les tapissent.

Le kyste peut communiquer par un ou plusieurs trajets avec le rectum, le vagin, la cavité des trompes, l'espace pelvi-rectal, beaucoup plus rarement avec l'utérus et la vessie.

Tous les autres kystes de la plèvre et du péritoine dont nous avons parlé plus haut sont également susceptibles de s'ouvrir à l'extérieur ou dans les organes sous-jacents.

Nous voyons donc que la tuberculose ulcéreuse, même localisée, peut agir d'une façon grave sur les parties voisines et devenir ainsi d'un pronostic encore plus sérieux.

Les ganglions trachéo-bronchiques, mésentériques, pelviens, ceux qui entourent l'estomac sont presque toujours atteints de lésions aussi développées que celles des séreuses.

Dans la moitié des cas, on trouve dans le poumon des masses tuberculeuses ramollies, des cavernes. Il y a presque toujours aussi de l'entérite tuberculeuse du gros in-

____

(1) Vermeil. Loc. cit.

testin surtout au voisinage de la valvule iléo-cæcale. Les tuniques intestinales sont friables et se déchirent avec facilité quand on enlève les fausses membranes qui les recouvrent. Chez la femme on rencontre des noyaux tuberculeux dans les trompes. Les franges du pavillon tubaire sont soudées entre elles et forment une poche remplie de liquide purulent ; les ovaires et l'utérus sont hypertrophiés, congestionnés ; leur tissu contient souvent des tubercules.

Chez l'homme, les granulations se rencontrent surtout dans les vésicules séminales, les testicules, la prostate.

La tuberculose ulcéreuse tout en étant moins disséminée que la tuberculose aiguë est donc loin de rester localisée aux séreuses.

§ 3. *Symptomatologie et évolution.*

Le malade, atteint de tuberculose ulcéreuse de la plèvre ou du péritoine, présente un aspect qui dénote immédiatement la gravité de son état.

Il est faible, amaigri, son teint est terreux, souvent il a de l'œdème des membres inférieurs. Presque tous les soirs la fièvre se déclare, suivie pendant la nuit de sueurs abondantes. La température est très variable d'un jour à l'autre et surtout du soir au matin ; elle peut varier en quelques heures de deux degrés et oscille, en général, entre 38° et 40°. Le pouls est mou, fréquent ; les urines sont peu abondantes ; les troubles digestifs sont très accentués ; l'appétit est perdu. Il y a des vomissements, surtout pendant la toux, enfin, de la diarrhée qui peut être sanguinolente. Dans bien des cas on trouve aussi des signes de phthisie pulmonaire avancée.

Le pronostic est encore aggravé par les signes locaux observés du côté du thorax et de l'abdomen. Dans le cas de pleurésie, on note une toux fréquente avec expectoration catafrhale, une douleur vive au niveau du mamelon, une dyspnée parfois très intense et même de l'orthopnée.

Le côté atteint est dilaté, la peau qui le recouvre est œdématiée, tendue, luisante. L'effacement et l'empâtement des espaces intercostaux peuvent être dus à l'infiltration du pus de la plèvre dans ces intervalles. Enfin, à l'auscultation, on trouve tous les signes d'une pleurésie purulente souvent très étendue, parfois totale.

Si l'épanchement est enkysté, on constate des signes beaucoup plus limités et localisés le plus souvent au voisinage du sternum.

Dans la péritonite on observe rarement des douleurs abdominales spontanées, elles existent quelquefois par la pression. Si elles sont très profondes, si elles suivent le trajet des côlons et représentent leur maximum dans la fosse iliaque gauche, elles sont d'un pronostic grave, car elles dénotent des lésions propagées à l'intestin. Le ventre est gros, fluctuant, parfois sa paroi présente une circulation veineuse complémentaire et de l'œdème. Les sueurs localisées à l'abdomen, sont un signe favorable, car elles n'existent qu'en l'absence de tuberculose pulmonaire. La percussion décèle des zones de matité et de sonorité qui ne correspondent pas toujours aux parties déclives ou superficielles, mais bien aux points occupés par les fausses membranes ou par l'intestin. Si la péritonite est enkystée on sent une masse dure, inégale un peu fluctuante, un peu mobile, siégeant presque toujours

(1) Hemey. De la péritonite tuberculeuse. Thèse de doct. 1866.

dans l'un ou l'autre hypochondre et surtout dans celui du côté gauche.

Dans le cas de pelvi-péritonite, on observe habituellement de l'aménorrhée, rarement des métrorrhagies. Il existe des douleurs parfois très vives, soit au début, s'il coïncide avec l'époque des règles, soit dans le cours de l'affection, au retour de chaque période menstruelle. Cependant, la fièvre augmente peu pendant ces poussées; il y a seulement quelques frissons, parfois des vomissements alimentaires, quelquefois de la constipation. Pour Aran, ces recrudescences coïncideraient avec des alternatives inverses dans l'intensité des manifestations pulmonaires; il appelle ce rapport : le balancement. En effet, chez les tuberculeuses, au début, les lésions péri-utérines ont un appareil symptomatique généralement mieux accusé que chez les phthisiques au troisième degré (1).

Les douleurs permanentes dans la pelvi-péritonite sont sourdes et siègent à l'hypogastre dans toute son étendue ou sur un côté seulement; elles présentent quelquefois des irradiations lombaires et crurales, elles sont exagérées par la pression surtout au niveau des ovaires.

Le bas-ventre est ballonné, rénitent. On sent, par le palper, des masses indurées ; par le toucher, un empâtement plus ou moins fluctuant dans les culs-de-sac. L'utérus est dévié, entouré de masses bosselées formées par les ganglions.

Nous observons donc un appareil symptomatique bien localisé et dont le pronostic ne différerait guère de celui des épanchements purulents simples si, la plupart du temps,

(1) Vermeil. Loc. cit.

on ne trouvait simultanément des poussées de tuberculose aiguë et la phthisie pulmonaire chronique.

Si on vient à ponctionner les épanchements de la plèvre et du péritoine abdominal ou pelvien on obtient, en général, un liquide purulent, parfois brunâtre. Il se reproduit rapidement et se retrouve souvent plus purulent encore aux ponctions suivantes. Si on retire du péritoine un liquide de couleur foncée, d'odeur fétide, on diagnostiquera une perforation intestinale et on devra s'attendre à une terminaison rapidement fatale, quoique cet accident ne détermine souvent aucune réaction générale vive.

Il nous reste à voir comment peut évoluer la tuberculose ulcéreuse.

Le plus souvent, les malades s'affaiblissent graduellement, tombent dans un état de cachexie extrême et meurent non pas tant de leur pleurésie ou de leur péritonite que de la phthsie pulmonaire qui ne manque presque jamais.

Certaines complications survenant du côté des séreuses peuvent cependant amener une issue funeste. Nous devons, en particulier, noter les poussées aiguës, dans le cours desquelles la mort survient, le sujet étant trop faible pour résister à cette aggravation subite de son état.

L'issue de l'épanchement dans une cavité voisine ou à l'extérieur est aussi d'un très fâcheux augure, à moins qu'on ne puisse modifier cette cavité par des moyens thérapeutiques.

La perforation de la plèvre du côté des bronches détermine une vomique qui soulage momentanément le malade, mais qui aggrave son état en mettant en contact avec les bronches les produits tuberculeux de la pleurésie. Cette terminaison est surtout regrettable si le poumon n'était pas encore atteint de phthisie. Par contre, si cet organe est déjà malade, la pénétration de l'air dans la plèvre peut amener, par compression, l'accolement des parois des cavernes et leur cicatrisation.

L'épanchement du liquide pleurétique au dehors, à travers les espaces intercostaux, est d'un pronostic moins fâcheux.

Les perforations du péritoine vers l'intestin occasionnent une diarrhée intense et, par suite, augmentent la cachexie. Si ces perforations siègent entre deux anses de l'intestin et si elles réunissent ainsi, en les faisant communiquer, les parties extrêmes de cet organe, tout un segment du tube digestif se trouve retranché dans le travail de l'assimilation et il en résulte une lientérie rapidement mortelle. Nous devons citer aussi, parmi les complications les plus sérieuses, l'ouverture de l'épanchement péritonéal au dehors par la cicatrice ombilicale (1).

Dans le cas de pelvipéritonite, la collection purulente du petit bassin peut communiquer par une perforation avec le vagin ; c'est la terminaison la moins défavorable. Elle peut s'ouvrir aussi dans le rectum, dans l'espace pelvirectal, dans l'utérus. De toutes les fistules, la plus grave de beaucoup est celle qui établit une communication entre le péritoine pelvien et la vessie.

Dans la pelvipéritonite, les masses ganglionnaires tuberculeuses déterminent quelquefois aussi des phénomènes de compression sur le rectum ou sur les voies

(1) Second Féréol. De la perforation de la paroi abdominale antérieure dans la péritonite. Thèse de doc., 1859.

urinaires. Enfin, nous devons ranger, parmi les accidents les plus funestes, la phlegmatia alba dolens.

La tuberculose ulcéreuse des plèvres et du péritoine est donc redoutable non seulement par la cachexie qui en est la cause, mais encore par les nombreuses complications auxquelles elle expose le malade. Le pronostic ne se présente sous un aspect plus favorable que dans quelques épanchements enkystés de la plèvre ou du péritoine ab-dominal, ces épanchements pouvant rester longtemps stationnaires ou être traités efficacement s'ils s'ouvrent au dehors.

Observations de tuberculose ulcéreuse du péritoine et des plèvres.

Obs. XIII. — Résumée (Andral, loc. cit., t. IV, obs. I).

Homme de 22 ans, porteur d'eau, robuste. Entré à l'hôpital vers le milieu de mai 1837.

Le 16 avril dernier, il a eu des douleurs thoraciques, qui bientôt se sont localisées à la région sous-mammaire droite. Elles ont disparu au bout de quinze jours, sans traitement.

Etat actuel. — Epanchement considérable dans la plèvre droite.

Dyspnée, pouls fréquent, fièvre forte surtout le soir, pâleur, faiblesse. Langue saburrale, conservation de l'appétit, diarrhée.

Toux quinteuse, expectoration blanche, catarrhale, expiration pro-longée, décubitus sur le côté droit.

29 mai. Opération de l'empyème. Le liquide qui s'écoule est séreux.

Amélioration, sommeil, diminution de la toux et de la dyspnée, sup-pression de la diarrhée.

Le 30. Affaiblissement, teint terreux, peau chaude, pouls à 120.

Traitement. — Diète, saignée.

On entend un peu la respiration à droite et quelques frottements à la base. Crachats un peu sanguinolents. Vomissements, diarrhée. Ecoulement abondant du liquide par la plaie.

6 juin. Le liquide devient verdâtre et prend une odeur gangréneuse. Etat général mauvais, diarrhée, douleur vive dans le côté gauche. Meurt le 14 juin.

Dans la plèvre gauche, grand épanchement et fausses membranes récentes. Dans la plèvre droite, une cuillerée de liquide purulent. Fausses membranes ulcérées rougeâtres, remplies de matière tuberculeuse ramollie et de nombreuses granulations.

OBS. XIV. — Résumée (Andral, loc. cit., t. II, obs. XIX).

Homme de 24 ans, tailleur, entré à l'hôpital le 5 janvier 1822.

Il a été pris, sans cause connue, au commencement de décembre 1821, de diarrhée et de douleurs abdominales peu vives, mais que la pression augmentait.

Etat actuel. — Facies pâle, fatigué; ventre tendu, ballonné au-dessus de l'ombilic, douloureux dans le flanc gauche, fluctuant dans la région sous-ombilicale.

Langue rouge, anorexie, vomissements. Pouls fréquent et petit.

Toux légère; rien à l'auscultation.

Traitement. — Diète, fomentations émollientes, quarante sangsues à l'anus.

La diarrhée est supprimée. On alimente un peu le malade.

Le ventre augmente, il n'est pas douloureux. Pouls fréquent, affaiblissement, quelques vomissements, constipation.

Février. Augmentation de la toux, dyspnée, rien à l'auscultation.

Pouls faible, marasme, sueurs nocturnes.

Meurt le 15 février.

Autopsie. — Epanchement péritonéal gris brunâtre, à odeur stercorale. Les intestins adhèrent à la paroi abdominale; ils forment une seule masse et sont recouverts de fausses membranes épaisses, noires, remplies de tubercules.

Sous la séreuse, tubercules dont quelques-uns ont ulcéré le péritoine d'une part, et de l'autre l'intestin jusqu'à la muqueuse. Perforation de la valvule iléo-cæcale.

Quelques tubercules au sommet du poumon droit. Les deux feuillets du péricarde sont adhérents et tapissés de fausses membranes et de tubercules.

Obs. XV. — Résumée (Andral, loc. cit., t. II, obs. XXV).

Homme de 19 ans, tailleur.

Il était à Paris depuis un an, lorsqu'il fut pris de diarrhée.

Trois semaines après, le ventre grossit. Pas de coliques.

Etat actuel. — Facies bon, embonpoint, aspect robuste.

Le ventre est gros, fluctuant, indolore. Le pouls est à peine fréquent, la peau est fraîche. Les urines sont rares. Il n'y a rien au thorax.

Traitement. — Dix sangsues à l'anus. Fomentations émollientes sur le ventre.

Le lendemain, moins de diarrhée, urines plus abondantes.

Deuxième application de sangsues à l'anus.

La diarrhée cesse; l'ascite reste stationnaire.

Poudre de Dower; huile de ricin et sirop de nerprun; pilules de calomel et de savon.

Diminution notable de l'ascite, selles nombreuses sanguinolentes dyssenterie aiguë, fièvre, toux, délire. Mort.

Autopsie. — Un peu d'épanchement brunâtre dans le petit bassin. Au devant des vertèbres lombaires, membrane flottante, inégale (peut-être l'épiploon sphacélé).

Sur l'intestin, fausses membranes noires, semées de tubercules sous-séreux; quelques-uns ramollis, ulcérés, pénétrant jusqu'à la muqueuse. Les mêmes lésions existent sur la séreuse pariétale.

Ganglions tuberculeux sur le bord colique de l'estomac et autour du pylore. Rougeur de la muqueuse de l'iléon et du gros intestin.

Obs. XVI. — Résumée (Andral, loc. cit.. t. II, obs. XXVII).

Homme de 20 ans, fondeur de cuillères; entre à l'hôpital le 12 septembre.

Il est d'une constitution faible; il a souffert de la misère.

Depuis un mois, diarrhée et quelques coliques.

Etat actuel. — Ventre un peu tendu, indolent. Pouls fréquent, peau chaude, sueurs la nuit.

Traitement. — Vingt sangsues à l'anus, diète, tisane d'orge gommée.

Diminution de la fièvre et de la diarrhée. Celle-ci reparaît bientôt Nouvelle application de sangsues.

Dépérissement, toux. Alimentation légère.

Ventre indolent, un peu tendu. Vésicatoire sur l'abdomen.

Fièvre, vomissements, marasme.

Meurt le 13 octobre.

Rougeur de la muqueuse du tube digestif au niveau du cardia et de la valvule iléo-cæcale.

Nombreux tubercules sur le péritoine, isolés ou en masses.

Grand épiploon rouge, épaissi, farci de tubercules.

Masse tuberculeuse ramollie sur la convexité du foie.

Obs. XVII. — Résumée (Empis) (1).

Femme de 30 ans, entrée à l'hôpital, en 1863, pour une prétendue fièvre typhoïde. Après quelques améliorations passagères, son état général s'est aggravé.

État actuel. — Maigreur, faiblesse, anorexie, diarrhée.

Le ventre est ballonné, fluctuant, mat dans les parties déclives.

Les parois du ventre sont amincies et laissent sentir au palper de petits grains, qui semblent siéger dans le péritoine.

Hyperesthésie abdominale.

Fièvre vive, sudamina, toux rare et sèche.

Mort.

Autopsie. — Trois litres de liquide séro-purulent dans le péritoine. Petites granulations tuberculeuses sur le péritoine; quelques-unes sont caséeuses.

Tubercules caséeux dans les ganglions mésentériques.

Sous la séreuse qui recouvre le gros intestin, plaques tuberculeuses pénétrant jusqu'à la muqueuse.

Tubercules à la surface et dans l'intérieur de la rate.

Beaucoup d'adhérences cellulaires entre les plèvres.

Granulations dans les poumons, surtout aux bases.

Quelques ganglions bronchiques tuberculeux.

Obs. XVIII. — Résumée (Avezou) (2).

Femme de 48 ans, entrée le 10 mai 1876.

Elle a eu trois enfants, dont un est mort de méningite tuberculeuse.

Il y a huit mois, après sa dernière couche, elle a eu des coliques hépatiques. De temps en temps, douleurs abdominales vagues, un peu de constipation.

1er mai. Douleur vive, subite, limitée à l'hypochondre droit, puis généralisée à tout le ventre. Vomissements alimentaires et bilieux.

---

(1) Empis. De la granulie, 1865, p. 210.

(2) Dresch. Des terminaisons de la péritonite tuberculeuse. Thèse de doct., 1878 (obs. VI).

Etat actuel. — Face grippée, langue sèche, pouls petit. Dyspnée, respiration costo-supérieure. Ventre ballonné, sensible. Empâtement de la région ombilicale. Douleur dans la région hépatique. Temp. 38°. Matité à la base du thorax à droite.

Le 12. Les vomissements cessent. Deux selles après avoir pris du calomel.

Le 13. Vomissements verts, dyspnée plus intense, sueurs généralisées. Temp. 37°,8.

Meurt le 14.

Autopsie. — Poumon droit refoulé, atélectasié. Épanchement abondant dans la plèvre droite, qui est tapissée de fausses membranes purulentes, peu adhérentes. Poumon gauche congestionné.

Grand épiploon rétracté au-devant du côlon transverse, semé de noyaux tuberculeux blanchâtres, caséeux. Mêmes lésions sur la séreuse des parois abdominales. Trois foyers purulents remplis de matière caséeuse, l'un dans l'épiploon gastro-splénique, l'autre derrière le côlon ascendant, le troisième entre les feuillets du mésentère, qui contient aussi des masses tuberculeuses.

Foie ramolli, recouvert de fausses membranes récentes. Calcul dans la vésicule biliaire.

Ôʙs. XIX. — Résumée (M. Remy in th. de Dresch, obs. VII).

Jeune fille de 16 ans, entrée à l'hôpital le 17 février.

Elle a perdu sa mère d'une affection de poitrine. Elle n'est pas encore réglée. Depuis cinq mois, amaigrissement, anorexie, toux, légères hémoptysies.

Il y a quinze jours, accès de fièvres successifs.

Etat actuel. — Pâleur. Langue saburrale. Expiration prolongée.

Douleurs abdominales, nausées, vomissements, diarrhée.

Pleurésie à la base du côté gauche.

9 avril. Epistaxis.

Le 20. Souffle caverneux au sommet gauche. Vomissements pendant les accès de toux. Sueurs profuses. Crachats sanguinolents. Cyanose.

8 mars. Douleurs de ventre très vives. Vomissements noirâtres. Ballonnement. Circulation complémentaire. Facies grippé. Constipation.

Meurt le 10 mars.

Autopsie. — Adhérences pleurales des deux côtés. Tubercules dans les plèvres et dans les poumons. Ceux-ci renferment des cavernes et des masses caséeuses. Ganglions trachéo-bronchiques hypertrophiés.

Epanchement purulent dans l'abdomen. Adhérences des intestins par des fausses membranes. Péritoine semé de granulations jaunâtres saillantes. Le mésentère forme une bride.

Deux perforations irrégulières sur l'intestin grêle.

Ulcérations de la muqueuse intestinale.

Hydronéphrose gauche.

Masses caséeuses dans l'utérus et dans les trompes. Tubercules dans les ovaires. Ulcérations du vagin.

Obs. XX. — Résumée (Robert) (1).

Homme de 39 ans, blanchisseur. Entré à l'hôpital le 14 juillet 1877. Bons antécédents. Robuste.

Depuis six mois, dyspnée, malaises, plus accentués depuis quinze jours. Pas de fièvre. Toux sans expectoration. Appétit et sommeil conservés.

Pleurésie gauche hémorrhagique. Cœur refoulé. Hémoptysies. Temp autour de 39°. Neuf ponctions.

A partir de la cinquième ponction, le liquide est purulent, fétide. A la neuvième, on laisse le trocart à demeure.

Amélioration, chute de la fièvre. Le cœur revient en place.

Le malade gagne 12 livres en un mois. Il part, guéri en apparence, le 5 novembre, pour Vincennes.

Il rentre un mois après avec une bronchite peu intense, mais généralisée. Son expectoration est purulente, sans fétidité. Tous les matins il a une vomique.

Etat général passable ; appétit conservé ; température autour de 38°. Tumeur fluctuante à la base du thorax à gauche, sur la ligne axillaire. Incision. Fistule pleuro-cutanée. Amélioration.

Février. Epanchement pleural droit à marche lente.

Meurt le 5 mars.

Autopsie. — Epanchement de 1 litre 1/2 de liquide séreux dans la plèvre droite. Le feuillet viscéral est couvert de granulations tuberculeuses grises qui suivent le trajet des lymphatiques.

Le poumon gauche a repris en partie son volume, il contient quelques tubercules. Le kyste pleural était en voie de guérison.

---

(1) Robert. Indications et contre-indications de la pleurotomie, 1881. Thèse de doct. Obs. X.

Obs. XXI. — Résumée (Delpeuch, loc. cit., obs. V).

Femme de 29 ans, cuisinière, originaire de l'Allier. Entrée dans le service le 15 avril 1882.

Alcoolisme.

Elle est atteinte de péritonite tuberculeuse, qui a débuté il y a trois mois.

Etat actuel. — Ventre tuméfié, douloureux, fluctuant. Aspect érysipélateux de la région ombilicale. Diarrhée.

Induration des sommets pulmonaires.

Œdème des membres inférieurs, muguet, eschare au sacrum.

Ponction abdominale : 14 litres de liquide chocolat et purulent.

Amélioration, diminution de la température.

Rechute. Deuxième ponction : 7 litres de liquide semblable au premier.

Troisième ponction : 6 litres de liquide encore plus purulent.

La malade part pour la campagne, un peu améliorée. On entend des craquements sous la clavicule gauche. Il n'y a ni toux, ni expectoration.

Obs. XXII. — Résumée (Guinard) (1).

Jeune homme de 13 ans, garçon maçon, Italien. Entre à l'hôpital le 19 janvier 1883.

Ses antecédents sont bons. Il est à Paris depuis six mois.

Il y a quatre mois, il a eu une pleurésie droite avec épanchement. La ponction a donné 2 litres de liquide clair, citrin.

Depuis cette époque, faiblesse, toux, épistaxis fréquentes.

État actuel. — Aspect cachectique, langue fuligineuse.

Temp. 38°. Rate un peu volumineuse.

Il a une pleurésie droite, de la bronchite, des signes de tuberculose.

23 janvier. Vésicatoire.

Le 25. Œdème des cuisses et des parois abdominales.

Nodosités dans le flanc gauche et la fosse iliaque droite.

Plaques dures dans les hypochondres.

18 février. L'épanchement pleural occupe toute la hauteur.

Œdème des parois thoraciques.

Le 20. Ponction : 1900 grammes de liquide purulent, un peu rougeâtre. Peu d'expectoration.

---

(1) Guinard. Du meilleur mode de traitement de la pleurésie purulente, 1884. Thèse de doct. Obs. III.

Le 27. L'épanchement s'est reproduit. Pleurotomie. Il s'écoule par la plaie au moins 2,200 grammes de liquide.

Temp. le soir, 39°. Appétit, sommeil.

9 mars. La suppuration persiste. Aspect cachectique.

Le 11. Hémorrhagie par la plaie. Le soir, issue de gros caillots. Meurt le 12 mars.

Autopsie. — Plèvre gauche : 2 litres de liquide séreux.

Poumon gauche congestionné et renfermant des tubercules gris, surtout au sommet.

Plèvre droite épaissie, sans épanchement, recouverte d'un exsudat grisâtre tomenteux, et de masses tuberculeuses fermes ou ramollies. Quelques granulations dans le poumon droit.

Le foie est gras ; les intestins sont agglutinés; l'épiploon forme une masse caséeuse au-dessous de l'estomac.

Obs. XXIII (personnelle).

Le 28 mars 1883, la nommée B..., âgée de 16 ans, couturière, est entrée dans le service de M. Fernet.

Ses antécédents héréditaires sont bons. Elle est habituellement bien portante. Ses règles, qui ont commencé à 14 ans, ont cessé de paraître depuis quatre mois. Elle n'est ni syphilitique, ni alcoolique.

Depuis le mois de janvier, B... ressentait souvent des coliques. Le 25 mars, ses règles qui devaient reparaître, ne se sont pas produites. Ce jour-là, elle a éprouvé des douleurs extrêmement vives à la région ombilicale et au creux épigastrique. En même temps, le ventre est devenu volumineux. Il n'y a pas eu de céphalalgie, mais un peu de fièvre.

B... a eu ensuite de la constipation; elle n'a jamais vomi.

Rien de particulier ne s'est passé du côté des organes respiratoires. Les urines ont gardé leur aspect normal. Il n'y a eu aucun œdème.

État actuel. — La malade est d'une constitution moyenne ; elle ne se sent pas affaiblie.

Le ventre est distendu, sonore à la percussion dans toute son étendue et très sensible. On n'y trouve point d'épanchement.

La respiration est rude et soufflante au sommet droit, en avant. A la base droite, en arrière, on trouve un peu de matité, de la diminution du murmure vésiculaire, peut-être un peu d'égophonie.

Les phréniques ne sont pas douloureux.

On ne trouve rien à noter du côté du cœur et du péricarde.

Le pharynx et le voile du palais sont rouges. Sur l'arcade que forme le pilier antérieur droit avec la luette, on voit un exsudat opalin. Il y

Boulland.   4

a quelques granulations tuberculeuses au-dessus de la base de la luette.

L'urine n'est pas albumineuse. Il n'y pas d'œdème.

La température et le pouls sont normaux.

Traitement. — Lait, poudre de viande ; badigeonnage de teinture d'iode sur l'abdomen et à la base du thorax en arrière à droite.

30 mars. Dans le tiers inférieur du thorax à gauche, on trouve de la matité, de l'abolition du murmure vésiculaire, de la diminution des vibrations thoraciques.

Le 31. Le côté droit a repris sa sonorité normale.

Le ventre est plus douloureux et plus distendu. La malade se plaint de coliques très vives et occupant tout l'abdomen. Le facies est grippé ; la langue est sèche. Il y a eu deux vomissements bilieux abondants.

1ᵉʳ avril. B... se plaint de douleurs siégeant au niveau du coude droit. On trouve cette articulation, empâtée, légèrement rouge. La peau qui la recouvre est tendue et présente un développement exagéré du système pileux. La pression n'augmente pas les douleurs. Les vomissements continuent ; ils ont toujours une teinte porracée.

L'épanchement pleural gauche augmente.

L'état général s'est beaucoup aggravé : B... maigrit rapidement ; elle a le facies terreux.

Le 2. Les douleurs abdominales sont toujours très vives. Le ventre est de plus en plus distendu ; il est un peu fluctuant. Les vomissements présentent toujours les mêmes caractères et deviennent de plus en plus fréquents.

Le 3. B... tombe dans le coma ; elle a du délire ; sa langue est algide. La température n'a jamais dépassé 38°. Le ventre est de plus en plus fluctuant et tendu.

B... meurt le 4 avril.

Autopsie. — Le péritoine contient un épanchement constitué par du lait et de la poudre de viande. Cela est dû à deux perforations peu étendues, siégeant à la fin de l'intestin grêle et entourées de masses tuberculeuses, du côté de la séreuse.

Les anses intestinales sont agglutinées et forment pour ainsi dire une seule masse, à la surface de laquelle on observe des plaques jaunâtres constituées par des fausses membranes et par de gros tubercules.

Sur la face interne de la paroi abdominale, on voit un semis de tubercules jaunes ayant la dimension d'une lentille environ.

Les deux faces du diaphragme présentent le même aspect.

Le foie est recouvert de quelques exsudats.

Les autres organes abdominaux sont sains.

A la base de la poitrine, des deux côtés, on trouve un épanchement un peu louche, plus abondant à gauche qu'à droite. Les plèvres, à la base, présentent les lésions que nous avions indiquées à propos du diaphragme.

Les poumons n'offrent rien à noter. Le cœur et le péricarde sont sains.

Examen histologique dû à l'obligeance de notre collègue et ami Ribail. — La paroi abdominale montre, sur des coupes, des tubercules bien constitués avec cellules géantes. Les tubercules siègent dans le tissu conjonctif sous-péritonéal surtout, mais on en trouve aussi dans les espaces conjonctifs qui entourent les muscles et, de plus, on peut contater une infiltration embryonnaire dans le tissu cellulaire intra-musculaire, dans les gaines conjonctives périfasciculaires. Les fibres musculaires sont saines.

Le diaphragme présente des tubercules nets sur les deux séreuses ; le tissu conjonctif sous-séreux est épaissi et rempli de cellules embryonnaires qui se continuent sous forme de traînées entre les divers faisceaux des muscles. Il semble que ces traînées suivent les espaces lymphatiques. Les faisceaux musculaires sont sains et ne sont pas dissociés par l'infiltration.

Le foie nous a paru entièrement sain.

La langue montre une infiltration embryonnaire de la muqueuse et du tissu sous-muqueux, qui n'a rien de bien caractéristique.

L'articulation du coude renfermait du pus.

Le cul-de-sac synovial était seul épaissi ; mais il ne nous a rien montré de caractéristique au microscope ; quelques cellules embryonnaires en petit nombre et c'est tout.

Obs. XXIV (personnelle).

Le 4 décembre 1882 est entré dans le service de M. Fernet le nommé M... (Édouard), âgé de 25 ans, palefrenier.

Sa mère est d'une très faible santé et tousse souvent.

Il vient à l'hôpital pour la première fois ; il n'a eu aucune maladie vénérienne ; il est alcoolique, surtout par l'abus du vin blanc.

Le 20 novembre, à la suite d'un refroidissement, il a été pris d'une fièvre violente avec de nombreux frissons. Le lendemain, il a commencé à tousser. Les crachats étaient épais et jaunâtres ; ils n'ont jamais été mêlés de sang. Il n'y a pas eu de point de côté ; mais, pendant la toux, l'épigastre et la région ombilicale étaient douloureux. Le malade a remarqué qu'il respirait moins bien du côté droit.

Le 1er décembre, il a eu de la constipation et de la rétention d'urine (il n'avait pas eu de vésicatoire). Le ventre est devenu distendu et très douloureux.

Le lendemain, la miction s'est faite spontanément, à la suite d'un purgatif (eau de graine de lin).

Depuis, la douleur de la région ombilicale a augmenté; elle irradiait du côté de l'épigastre et des cuisses.

L'appétit a disparu, puis il est survenu de la diarrhée, de la fièvre le soir, des sueurs nocturnes.

Il y a eu quelques vomissements, mais seulement pendant les accès de toux.

Les urines étaient de temps en temps rouges et épaisses.

Il n'y a jamais eu d'œdème, jamais non plus de céphalalgie, ni de palpitations de cœur.

Badigeonnages de teinture d'iode et vésicatoire sur le côté gauche de la poitrine, en arrière.

Janvier. Le malade maigrit. Le ventre n'est pas très volumineux, mais il est douloureux à la pression et peu souple ; il est fluctuant.

Il existe aussi un épanchement séreux dans le tiers inférieur de la plèvre gauche.

Vésicatoire au niveau de l'épanchement pleural.

Badigeonnage de teinture d'iode sur le ventre. Eau de la Bourboule. Lait.

7 février. L'amaigrissement persiste, le ventre est plus distendu. Le palper y fait sentir des inégalités. L'ascite reste stationnaire.

L'épanchement pleural gauche diminue. On trouve au sommet du même côté, la respiration rude et soufflante.

L'appétit est toujours supprimé.

Potion avec VI gouttes amères de Baumé.

12 février. Le ventre est toujours douloureux ; il augmente. La fièvre est plus forte et s'accompagne de frissons.

Le 15. Le malade s'amaigrit de plus en plus. Le soir, il y a une dyspnée assez forte. Epanchement dans le tiers inférieur de la plèvre droite, en arrière. Quelques craquements secs au sommet du même côté. Les phréniques et les pneumogastriques ne sont pas douloureux.

Suralimentation avec la poudre de viande ; elle est bien supportée.

Le 23. L'état général est de plus en plus grave. Le malade vomit ses aliments.

Il meurt le 24 février.

Autopsie. — Le péritoine est rempli par un épanchement purulent. Les anses intestinales sont agglutinées par des exsudats d'un gris jaunâtre. Il n'y a pas de perforation intestinale.

Dans chaque plèvre, existe un épanchement séreux.

La plèvre droite présente des exsudats membraneux à surface très irrégulière. Le poumon droit est refoulé et n'offre que le tiers de son volume ; il renferme au sommet quelques tubercules caséeux, gros comme des grains de chènevis.

Le poumon gauche présente aussi un ou deux tubercules au sommet. Ils sont entourés d'une zone de broncho-pneumonie. L'un d'eux est sous-pleural.

On rencontre quelques ganglions bronchiques caséeux peu volumineux.

Le cœur est sain. Le foie est un peu gras.

CHAPITRE IV

TUBERCULOSE FIBREUSE DES PLÈVRES ET DU PÉRITOINE.

§ 1. — *Etiologie.*

Dans la forme fibreuse, la guérison étant assez fréquente, nous pourrons mettre, contrairement à ce qui avait lieu dans les chapitres précédents, un assez grand nombre de cas heureux en regard de ceux dont la mort a été la terminaison. Cela nous permettra d'indiquer, à côté des conditions qui entraînent un résultat fatal, celles qui n'ont qu'une influence restreinte sur la marche de la maladie et même celles qui peuvent contribuer à rendre son issue favorable.

L'alcoolisme exerce une influence des plus pernicieuses, car il est noté dans presque tous les cas mortels et exceptionnellement dans ceux qui ont abouti à la guérison. L'impaludisme et la syphilis mettent aussi les malades dans les plus mauvaises conditions.

La tuberculose à forme fibreuse doit en partie sa bénignité à ce qu'elle se développe surtout chez des hommes jeunes (20 à 35 ans), bien portants jusqu'alors, d'une bonne constitution, et issus de parents robustes. Tous les sujets cependant sont loin d'avoir d'aussi bons antécédents : plus d'un a déjà été atteint de phthisie pulmonaire, de bronchites à répétitions, de pleurésie.

Enfin, parmi les causes occasionnelles qui diminuent la résistance du sujet, on note le plus souvent, la misère, la fatigue, l'acclimatement, le froid.

Parfois aussi, la détermination tuberculeuse est attirée plus spécialement sur les séreuses par une lésion préexistante qui crée un *locus minoris resistentiæ*. C'est ainsi qu'on la rencontre souvent sur un point déjà enflammé, ou bien situé au voisinage d'un néoplasme ou d'organes tuberculeux. Elle s'observe, par exemple, sur l'intestin, en regard d'une lésion de la muqueuse; sur le foie et le territoire de la veine porte, chez les alcooliques, sur la rate, chez les paludéens, ou bien sur le cæcum ; s'il a été le siège de typhlites à répétitions, ou encore sur une anse intestinale herniée. Dans ce dernier cas, l'irritation qu'elle produit peut déterminer des phénomènes d'étranglement.

Sur la plèvre, les lésions se rencontrent principalement au niveau des points où le parenchyme pulmonaire est le plus souvent infiltré de tubercules, c'est-à-dire au sommet et à la base.

§ 2. — *Anatomie pathologique.*

Nous avons vu dans la tuberculose aiguë des séreuses

combien les lésions étaient uniformes et simples dans leur évolution. Dans la forme ulcéreuse elles étaient déjà plus variées. Nous allons les retrouver encore plus compliquées dans la forme fibreuse et nous serons obligé de les suivre pas à pas dans leurs diverses périodes, pour nous rendre compte de l'influence qu'elles peuvent avoir sur l'issue de la maladie.

En effet, dans cette tuberculose il est important que les lésions atteignent, pour être utiles, un degré déterminé. Si elles restent en deçà, elles sont insuffisantes pour produire la guérison ; si elles vont au delà, elles peuvent être l'origine des plus graves complications.

Dans la forme fibreuse, les tubercules, tout en faisant saillie sur la séreuse, sont moins superficiels que dans la forme aiguë. Leur point de départ est dans le tissu conjonctif profond, situé sous cette membrane ou entre deux de ses feuillets. Ils sont séparés de l'épithélium par une couche plus ou moins épaisse de ce tissu et peuvent présenter les divers degrés de leur développement.

La phlegmasie, qui est presque toujours un peu postérieure à l'apparition du tubercule, se manifeste par une coloration rouge de courte durée et offre d'une façon atténuée les caractères que nous avons indiqués à propos de la forme aiguë.

Bientôt la séreuse devient dépolie, visqueuse, et se remplit dans quelques cas d'un épanchement qui se produit moins vite que celui de la tuberculose aiguë, mais qui peut être aussi considérable. L'ascite dans la péritonite fibreuse est en moyenne de cinq litres. Il n'est pas rare de voir dans la plèvre le liquide occuper toute ou presque toute la cavité séreuse. Il est jaunâtre, transparent, un peu séro-purulent, surtout dans le petit bassin ; quelquefois il est sanguinolent ; par le repos, il donne un faible coagulum. L'analyse chimique y dénote une quantité d'albumine et de sels minéraux, inférieure à celle qu'on rencontre dans les épanchements simples.

Jusqu'à présent, nous n'observons pas de travail réparateur bien accentué et rien n'indique que les lésions vont subir une transformation qui enrayera leur action dans ce qu'elle pourrait avoir de nuisible. Il est des circonstances dans lesquelles le processus pathologique s'arrête en ce point pendant des mois ; cela s'observe chez des sujets débilités. La durée seule de la maladie constitue alors le danger : les phénomènes aigus du début sont depuis longtemps calmés et les lésions restent trop légères pour déterminer des accidents rapidement mortels. « Il peut arriver ainsi que le tubercule, parvenu à un état de parfait développement, reste pour ainsi dire stationnaire au sein des organes dont il ne modifie pas sensiblement la texture sans aboutir à la mortification caséeuse : c'est le tubercule stationnaire de Charcot (1) ».

Si, au contraire, l'évolution du travail cicatriciel se poursuit, il se produit à la surface de la séreuse un exsudat fibrineux sous forme de filaments anastomosés, de fausses membranes, de granulations inflammatoires très différentes des granulations tuberculeuses. Puis la membrane s'épaissit, devient opaque, ses cellules épithéliales dégénèrent et tombent ; son tissu conjonctif infiltré et irrité par les tubercules prolifère ; il est envahi par des bourgeons de tissu embryonnaire qui gagnent peu à peu sa surface et la recouvrent de néo-membranes. Celles-ci font adhérer entre eux les feuillets du péritoine ou de la plèvre, elles favo-

(1) Charcot, Anatomie pathologique de la phthisie. Leçons professées à la Faculté de médecine, résumées par M. Hanot.

risent par leurs nombreux vaisseaux la résorption des liquides épanchés et par suite l'accolement des surfaces irritées et leur cicatrisation. Bientôt, le tissu embryonnaire se transforme en tissu conjonctif; des brides, des cloisons, des adhérences solides et rétractiles s'établissent entre les organes et étouffent en même temps les granulations tuberculeuses. Celles-ci subissent aussi la transformation fibreuse ou, si elles sont déjà caséeuses, elles sont pour ainsi dire enkystées par la prolifération conjonctive. « Il n'est pas non plus impossible que ce centre caséeux puisse se résorber et disparaître. » (Charcot.)

Telle est la marche générale des lésions de la tuberculose fibreuse du péritoine et des plèvres arrivées au point où elles jouent un rôle efficace pour la guérison. Le développement du tissu fibreux domine ici l'évolution du tubercule qui, lui-même, peut subir dans sa texture des modifications qui le transforment en un corps étranger inerte (tubercule de guérison de Cruveilhier).

On pourrait même, pour quelques auteurs, décrire une forme de tuberculose exclusivement fibreuse des séreuses constituée par « une inflammation tuberculeuse spécifique diffuse, sans nodules tuberculeux granuliques et développée isolément avec tous ses caractères typiques dans une vaste membrane séreuse.

« Ainsi la tuberculose accuserait encore par là son analogie avec la morve et la syphilis et serait apte à se manifester en dehors du tubercule par des inflammations qui se caséifient comme si l'organisme, plus résistant ou attaqué seulement par un agent spécifique modifié, atténué, avait évité les lésions spécifiques par excellence et n'avait subi que des altérations secondaires (1) ».

(1) Hanot. Loc. cit.

Il a été, de plus, reconnu que dans la forme fibreuse, les bacilles sont en nombre beaucoup plus restreint que dans les autres formes. Ne pourrait-on pas enfin comparer cette évolution fibreuse à ce qu'on observe sur les lupus spontanément curables ou guéris par les scarifications? Dans ces cas, en effet, les tubercules cutanés sont étouffés par le travail cicatriciel.

Les lésions se localisent de préférence sur certains points ; il nous reste à étudier ces localisations.

La tuberculose des séreuses, surtout quand elle est consécutive à une lésion des organes sous-jacents, débute habituellement sur le feuillet viscéral et ne se répand que plus tard sur le feuillet pariétal, soit par la voie des lymphatiques, soit par les adhérences qui établissent entre les deux membranes une sorte de pont, soit par le simple contact des deux feuillets. Nous avons vu à propos de l'étiologie, quels sont les motifs qui font débuter la tuberculose fibreuse sur certains points plutôt que sur d'autres. Quand ces causes n'interviennent pas, on trouve les tubercules surtout dans les points où les feuillets séreux de la plèvre sont le plus intimement en contact, c'est-à-dire dans les scissures interlobaires ou sur la portion diaphragmatique de la plèvre.

Parmi les replis du péritoine, ceux qu'on trouve le plus souvent atteints sont le grand épiploon, puis le mésentère et ses petits appendices, où les tubercules forment des tubérosités assez volumineuses et pédiculées (1). Quant au feuillet séreux qui tapisse la paroi abdominale, le maximum de ses lésions se rencontre sur la région ombilicale. Cette dernière localisation ne pourrait-elle pas être due à

(1) Peter, De la tuberculose en général. Thèse d'agrégation, 1866.

la pression, aux frottements que déterminent en ce point les ceintures, les vêtements plus ou moins serrés ?

Nous examinerons plus loin l'importance de ces localisations au point de vue de certaines complications.

Si l'inflammation est sèche, on verra se produire une symphyse partielle ou totale entre les poumons et les plèvres, entre les intestins et la paroi abdominale. Les circonvolutions intestinales pourront elles-mêmes ne former qu'une seule masse. Ces nappes cicatricielles ne gênent parfois que fort peu le jeu des organes et ne se révèlent par aucun trouble fonctionnel.

Mais pour cela, il est nécessaire qu'elles ne dépassent pas cette limite, que leur tissu joue seulement un rôle protecteur, en empêchant l'extension des épanchements localisés et la propagation des tubercules.

Non seulement l'affection tuberculeuse actuelle se trouve ainsi enrayée, mais une nouvelle poussée de granulations est rendue jusqu'à un certain point difficile sur cette séreuse modifiée et oblitérée par le travail cicatriciel. Aussi, dans le cas où l'organisme est soumis à une nouvelle atteinte, voit-on la poussée se faire de préférence sur une séreuse non encore lésée ou sur un autre organe. Ainsi, il est fréquent de rencontrer, dans une des séreuses, une symphyse complète et, dans une autre, une éruption miliaire récente avec épanchement. Il survient cependant quelquefois une récidive sur place, mais ce n'est plus alors la forme fibreuse qu'on observe, c'est la forme ulcéreuse ou une poussée de tuberculose aiguë.

Il nous reste maintenant à voir comment la forme fibreuse peut, en parcourant une phase plus avancée, en accentuant ses lésions, prendre un caractère grave et assombrir le pronostic par les désordres qu'elle détermine,

Dans la pleurésie, si le travail cicatriciel se produit pendant la durée même d'un épanchement un peu persistant, il peut fixer le poumon dans le point où le liquide l'a refoulé. Cet organe est alors plus ou moins rétracté et se trouve même parfois réduit à un simple moignon caché dans la gouttière costo-vertébrale. Son tissu ressemble à de la chair musculaire et il est impossible de l'insuffler. La coque fibreuse péri-pulmonaire est très peu vasculaire ; elle envoie dans le poumon des tractus qui le pénètrent comme des aiguilles coniques dont la base répond à la plèvre et dont le sommet se perd dans le parenchyme (1). Le diaphragme est attiré par les adhérences ; il forme dans le thorax une voussure qui remonte parfois jusqu'à la quatrième côte.

Le cœur se trouve refoulé et caché sous les poumons ; il peut être fixé dans une position vicieuse par les néo-membranes.

La poitrine, surtout chez les sujets jeunes dont la paroi costale est plus souple, subit un retrait que favorise au début la pression atmosphérique, lors de la résorption de l'épanchement, et que maintiennent plus tard les brides pleurales. Les déformations qui en résultent ne sont bien apparentes que plusieurs semaines après la pleurésie. Elles sont caractérisées par le rétrécissement du thorax du côté malade, la saillie de l'angle des côtes, l'affaissement des espaces intercostaux, la déviation du sternum, la scoliose vertébrale.

La phlegmasie pleurale détermine souvent dans les parois thoraciques une irritation de voisinage à laquelle on doit rapporter les névrites intercostales, les ostéophytes

---

(1) Poulin. Étude sur les atrophies viscérales. Thèse de doct. 1881.

des côtes (1), enfin l'atrophie du diaphragme et des muscles intercostaux.

Dans les pleurésies doubles, les lésions ne sont jamais au même degré dans l'une et l'autre plèvre. Du côté le plus récemment atteint, le thorax est dilaté et s'il n'y a pas d'épanchement, le poumon est hypertrophié.

Dans la tuberculose fibreuse avec travail cicatriciel exagéré, on peut poser en règle presque générale que les organes englobés et entraînés par les fausses membranes se trouvent toujours, malgré les adhérences qu'ils ont pu contracter, ramenés au niveau de leurs insertions normales. Nous l'avons vu à propos du poumon qui se trouve ramassé autour de son hile ; nous allons le constater aussi pour les organes abdominaux. C'est ainsi qu'on voit le grand épiploon rétracté former un bourrelet, une sorte de corde tendue d'un hypochondre à l'autre et situé au-dessous de la grande courbure de l'estomac, au devant du côlon transverse qu'il refoule en arrière. Le mésentère s'applique complètement sur la colonne vertébrale et entraîne avec lui la masse de l'intestin grêle, qui peut être réduite au volume du poing, par suite de son atrophie. Celle-ci porte non seulement sur son calibre, mais aussi sur sa longueur.

Les brides ont occasionné quelquefois aussi des étranglements sur le gros intestin. Quant à la paroi abdominale, elle adhère aux organes sous-jacents et les suit dans leur retrait.

Les trompes viennent s'accoler sur les bords de l'utérus qui lui-même est souvent dévié ; les ovaires sont étouffés

(1) Parise. Des ostéophytes des côtes. Archives générales de médecine, 4e série, t. XXXI,

par la rétraction fibreuse ; le foie est recouvert par une enveloppe qui le masque complètement, quelquefois par un réseau de brides cicatricielles qui l'enferment comme dans un filet à travers les mailles duquel on aperçoit le tissu hépatique avec sa coloration normale. Cette enveloppe envoie dans l'intérieur de l'organe des tractus qui suivent les prolongements de la capsule de Glisson et se comportent comme nous l'avons indiqué à propos de la sclérose du poumon. C'est là une cirrhose superficielle qu'on ne devra pas confondre avec les lésions de la cirrhose alcoolique.

La rate est moins souvent atteinte que le foie; fréquemment elle est hypertrophiée.

Enfin, les vaisseaux chylifères sont parfois comprimés par les produits inflammatoires ou les tubercules qui suivent leurs ramifications. Il peut y avoir des phénomènes analogues du côté de la veine cave, des vaisseaux portes et des canaux biliaires.

Nous voyons donc cette tuberculose fibreuse, tout d'abord si bénigne, modifier complètement, en dépassant le but utile, le pronostic de la maladie et produire une longue série de graves lésions. Celles-ci, fort heureusement, se trouvent rarement toutes réunies ; elles ne se rencontrent le plus souvent qu'en petit nombre.

Le pronostic peut être encore aggravé par la présence de tubercules sur d'autres organes, mais moins cependant qu'on ne pourrait le supposer, et cela à cause de la structure fibreuse des granulations.

En général, les ganglions sont hypertrophiés et souvent infiltrés de tubercules fibreux. L'adénopathie trachéo-bronchique est un peu plus fréquente que l'adénopathie des ganglions abdominaux. Ceux-ci se rencontrent, sous forme de masses bosselées, entre les feuillets du mésentère, ou le long des bords de l'estomac, ou bien encore dans les fosses iliaques et au voisinage de l'arcade fémorale. Quelquefois ils déterminent des phénomènes de compression.

Il est assez fréquent de rencontrer des tubercules dans le tissu pulmonaire, mais alors ils ont une grande tendance à se calcifier. S'il existe des cavernes, elles sont sèches, entourées d'une coque fibreuse épaisse.

La compression du tissu pulmonaire et la gêne circulatoire qui en résulte amènent la dilatation du cœur droit, à moins que cet organe ne soit comprimé par le tissu cicatriciel.

Les parois intestinales renferment assez souvent des tubercules sous la séreuse.

Le foie n'est pas stéatosé; son tissu, de même que celui de la rate et des reins, peut renfermer quelques granulations tuberculeuses.

Enfin, notons que tandis que la tuberculose revêt la forme fibreuse sur les séreuses, elle peut prendre sur d'autres organes la forme aiguë ou la forme ulcéreuse. Celles-ci, du reste, surajoutent parfois leurs lésions à celles que nous venons de passer en revue. Dans ces cas, tout en détruisant le travail cicatriciel déjà obtenu, elles sont assez localisées. Elles se cantonnent dans les loges formées par le tissu fibreux et peuvent présenter dans chaque kyste un aspect différent : dans l'un on trouvera, sur les néomembranes, une éruption miliaire et un épanchement plus ou moins sanguin ; dans l'autre on rencontrera des fausses membranes friables, couvertes de tubercules ramollis et baignées par un liquide purulent.

§ 3. — *Symptomatologie et évolution.*

Nous avons noté, à propos des lésions de la forme fibreuse, que l'éruption des tubercules s'accompagnait au début de phénomènes subinflammatoires qui rappelàient, d'une façon atténuée, ceux de la forme aiguë et qui s'écartaient, d'autre part, notablement de ce qu'on observe dans la tuberculose ulcéreuse.

Aussi les symptômes de la première période de la tuberculose fibreuse nous présentent « un type particulier, intermédiaire en quelque sorte entre les formes chroniques et les formes aiguës (1) ». C'est la tuberculose péritonéopleurale subaiguë, décrite par M. Fernet dans le mémoire qu'il a présenté, en 1884, à la Société médicale des hôpitaux.

Nous verrons plus loin que, après les phénomènes fébriles du début, la maladie dure encore quelque temps, en présentant une allure plus chronique. Cette seconde période correspond à l'établissement du tissu fibreux cicatriciel.

La tuberculose fibreuse a un début lent, insidieux ; elle présente tout d'abord quelques phénomènes généraux qui sont communs à la péritonite et à la pleurésie.

Presque toujours le malade éprouve du malaise, de la lassitude, de la courbature ; en même temps, il pâlit, il perd de son poids. Les femmes ont de la chloro-anémie, de l'aménorrhée.

Un fait de la plus haute importance au point de vue du pronostic est l'absence de troubles digestifs : les vomissements sont exceptionnels ; l'appétit est très souvent conservé intact, les digestions sont seulement un peu péni-

(1) Fernet. Loc. cit.

bles; plus tard, quand la maladie est confirmée, la constipation alterne avec la diarrhée. Disons tout de suite que le retour ou la cessation de la diarrhée coïncide fréquemment avec la résorption ou l'apparition des épanchements séreux. L'augmentation ou la diminution des urines reconnaît souvent aussi la même cause. Nous devons donc retenir, au point de vue du pronostic, que la disparition brusque de la diarrhée et la diminution de la miction devront faire redouter la formation d'un épanchement ou l'augmentation de celui qui peut exister déjà.

La fièvre est, en général, peu intense; la température oscille autour de 38°; par contre, le pouls est relativement fréquent, il peut monter jusqu'à 120 pulsations. La fièvre présente son maximum le soir; elle est suivie parfois de sueurs nocturnes. Quand la guérision survient, le phénomène fébrile qui se maintient le plus longtemps est la fréquence du pouls.

L'habitus extérieur des malades dénote presque toujours un état de santé relativement assez bon. Contrairement à ce qu'on observe dans la forme aiguë, la tuberculose fibreuse s'accompagne rarement d'un état typhoïde.

En résumé, les phénomènes généraux dénotent, par leur peu d'intensité, la bénignité de la maladie. Quand le sujet est atteint de péritonite, le premier phénomène local qui se révèle est l'augmentation de volume du ventre. Elle se produit lentement et le malade ne s'en aperçoit qu'au bout d'un certain temps, en remarquant qu'il est à l'étroit dans ses vêtements. Le ballonnement atteint son maximum en cinq ou six jours et se produit surtout après les repas. Il est dû à la distension gazeuse des intestins, dont la couche musculaire est plus ou moins paralysée, suivant l'intensité de la phlegmasie péritonéale. La disparition du ballonnement indique donc la fin des phénomènes inflammatoires ou le commencement du travail cicatriciel qui étreint la masse intestinale et réduit son volume.

La douleur peut être nulle, le plus souvent elle est sourde, profonde et se révèle mieux à la pression, surtout si après avoir appuyé lentement sur l'abdomen, on retire vivement la main. Elle est plus accentuée dans les points d'élection de l'éruption tuberculeuse.

Presque toujours le ballonnement est remplacé par de l'ascite. Celle-ci est, en général, abondante et offre à étudier quelques caractères spéciaux : tout en donnant la sensation de flot, elle ne semble pas libre dans la cavité abdominale comme les épanchements simples et la matité qui la révèle ne se déplace pas quand le malade change de position. Cela indique que les cloisons néomembraneuses commencent à s'établir. Du reste, le ventre ne présente pas l'aspect qu'il a habituellement dans les ascites simples : il a une forme ovalaire à grand diamètre vertical. La peau est tendue, luisante, vernissée; elle est souvent parcourue par un réseau de circulation complémentaire plus ou moins étendu et sans localisation bien déterminée. La distension abdominale est parfois assez considérable pour gêner la respiration par le refoulement du diaphragme. Rarement la cicatrice ombilicale devient saillante.

La masse intestinale décèle sa position par une zone de sonorité siégeant au niveau de l'ombilic et de l'épigastre, tandis que la matité, située à l'hypogastre, forme une sorte de croissant à concavité supérieure et dont les pointes aboutissent aux flancs.

Peu à peu, l'ascite disparaît; le liquide qui la forme semble épaissi, moins fluide; puis il fait place à une induration d'étendue variable, se révélant par des plaques de matité assez irrégulièrement distribuées comme les néo-membranes qui en sont la cause. Si l'épiploon est rétracté au-devant du côlon transverse, on sent une sorte de corde tendue d'un hypochondre à l'autre. La région ombilicale forme souvent aussi une masse pâteuse au-dessous de laquelle les anses intestinales se déplacent difficilement, ne glissent plus les unes sur les autre et donnent la sensation de solidarité.

La paralysie des tuniques intestinales fait que sous l'influence du palper les gaz contenus dans leur intérieur se déplacent facilement en produisant des borborygmes. On perçoit aussi sous la main une crépitation qui donne la sensation d'amidon froissé entre les doigts. On trouve, par l'auscultation, des frottements péritonéaux, des cris intestinaux. (Guéneau de Mussy.)

Graduellement, le ventre diminue de volume et quelquefois même reprend toute sa souplesse.

Les phénomènes fébriles disparaissent en même temps que l'épanchement. Puis, pendant que se fait le travail de cicatrisation, la santé générale s'améliore, l'appétit et l'embonpoint reparaissent.

Telle est la forme réellement bénigne de la tuberculose péritonéale. Tout, dans ses symptômes, indique la tendance qu'ont les lésions vers un processus réparateur.

Nous allons passer en revue maintenant les complications qui peuvent survenir lorsque le travail cicatriciel s'exagère. Dans ce cas, on voit, après la résorption de l'ascite, le ventre se rétracter en bateau et s'appliquer fortement sur les parties profondes dont on entrevoit l'aspect inégal. On sent alors la masse intestinale réduite à une sorte de peloton immobile situé au devant de la colonne vertébrale. La rate, le foie sont rétractés, atrophiés ; l'utérus est dévié et, dans les culs-de-sacs vaginaux, on trouvė des masses indurées.

Les brides cicatricielles peuvent troubler profondément la nutrition en comprimant les vaisseaux chylifères et en déterminant ainsi de la lientérie dont les effets pernicieux se surajoutent à ceux que produit l'atrophie de l'intestin. On peut observer aussi des phénomènes d'étranglement interne. La stérilité est souvent le résultat de la compression des organes génitaux de la femme par les néomembranes.

Nous citons un cas dans lequel les adhérences de la paroi abdominale étaient assez fortes pour tenir le malade courbé en deux.

Les compressions vasculaires se révèlent par de l'œdème des membres inférieurs ou de la paroi abdominale. Enfin, l'albuminurie peut être la conséquence de la gêne circulatoire déterminée par une bride cicatricielle siégeant sur la veine cave au-dessus de l'origine des veines rénales (1).

Le tissu fibreux en enserrant le foie pourrait aussi amener la persistance ou le retour de l'ascite.

« La péritonite tuberculeuse, chacun le sait, peut évoluer de différentes manières : tantôt le liquide épanché d ans la cavité abdomina est en pe tite quantité... D'autres fois, l'épanchement abdominal est beaucoup plus considérable, il y a une véritable forme ascitique de péri-

1) Biat. Loc. cit.

onite tuberculeuse... Il serait intéressant de rechercher si précisément dans ces formes de péritonite tuberculeuse qui simulent la cirrhose du foie, il n'existerait pas de périhépatite avec dépôts pseudo-membraneux, avec tissu fibreux abondant au niveau du hile du foie. Nous le répétons, ce n'est là qu'une hypothèse et ce qui nous permet de l'émettre, c'est que le symptôme prédominant par lequel se manifeste la périhépatite nous paraît être l'ascite. C'est d'ailleurs l'opinion de plusieurs auteurs, notamment de Hilton Fagge » (1).

Telles sont les complications qui peuvent aggraver le pronostic de la tuberculose fibreuse du péritoine.

La pleurésie débute comme la péritonite d'une façon insidieuse et peut rester latente pendant quelques jours, même lorsque l'épanchement est déjà d'une certaine importance.

Le plus souvent on observe quelques frissons à peine marqués et une douleur tout d'abord mobile, puis qui ne tarde pas à se fixer au niveau du mamelon ou un peu au-dessous de lui. En même temps survient une toux quinteuse fréquente, avec expectoration nulle ou un peu muqueuse.

La percussion et l'auscultation révèlent tous les signes de la pleurésie sèche ou de la pleurésie avec épanchement séreux.

Nous n'allons signaler que ceux qui se rapportent plus particulièrement à la forme fibreuse de la tuberculose pleurale : habituellement l'épanchement n'existe que d'un côté, surtout quand la pleurésie n'a pas été précédée de

(1) Poulin. Loc. cit.

péritonite ; il est abondant et occupe, en général, les deux tiers inférieurs de la cavité séreuse, quelquefois sa totalité. On remarque qu'il est peu mobile et ne se déplace que lentement quand le malade change de position. La quantité du liquide varie parfois assez notablement d'un jour à l'autre, il diminue, puis augmente de nouveau, enfin, il peut se résorber très rapidement ct bien avant l'époque à laquelle on voit disparaître les épanchements simples de la plèvre.

Si la pleurésie est sèche ou si son épanchement est résorbé, on entend quelques frottements ou froissements superficiels peu rudes et peu marqués.

La dyspnée n'est pas constante et peut manquer dans le cas où l'épanchement est abondant. Il peut se faire même qu'on doive en chercher la cause, non du côté de la pleurésie, mais dans le poumon du côté opposé qui souvent est fortement congestionné. Presque toujours cependant il effectue sa suppléance dans de bonnes conditions; sa respiration est seulement un peu saccadée au sommet.

Dès que les feuillets pleuraux adhèrent entre eux, dès que la cicatrisation commence à se produire, les phénomènes fébriles disparaissent, l'état général s'améliore et peu à peu la santé se rétablit.

La symphyse même totale des feuillets pleuraux peut ne pas entraver la dilatation et le resserrement de la poitrine et laisser entendre partout la respiration qui reste seulement un peu plus obscure, surtout à la base. Dans quelques observations cependant, il existait une épaisseur telle de la nappe fibreuse, qu'elle pouvait faire croire à l'existence d'un épanchement.

Ces adhérences pleurales sont un danger ; elles gênent

le bon fonctionnement du poumon et rendent les affections pulmonaires ultérieures plus graves (1).

On voit souvent persister une douleur pongitive, une sensibilité à la pression dans les régions sus et sous-claviculaires et dans les fosses sus-épineuses. Les malades accusent fréquemment aussi des douleurs entre les deux épaules; elles sont dues aux adhérences établies autour du sommet pulmonaire.

Là encore, comme dans la péritonite, on chercherait en vain, parmi les symptômes, un indice inquiétant ; tout, en un mot, fait prévoir une issue favorable.

Les pleurésies doubles sont assez fréquentes, mais elles surviennent rarement à la même époque. Le plus souvent, la seconde n'apparaît qu'au déclin de la première et comme elle se produit sur un sujet déjà affaibli par une précédente atteinte de la maladie, elle peut présenter une marche moins favorable : ainsi que nous l'avons vu à propos de l'anatomie pathologique, elle est parfois constituée par une tuberculose à marche aiguë ou à forme ulcéreuse. En somme, les dernières manifestations de la tuberculose des plèvres ou du péritoine sont toujours d'un pronostic plus sérieux.

Dans certains cas, les pleurésies doubles offrent des caractères tout opposés à ceux que nous venons d'indiquer : elles peuvent apparaître simultanément et présenter des symptômes identiques. Elles sont alors peu intenses et, s'il existe un épanchement, il est égal des deux côtés et n'occupe que le quart où le tiers inférieur de la séreuse. Ces conditions se rencontrent lorsque les plèvres

(1) Thuvien. Contribution à l'étude clinique des adhérences pleurales. Thèse de doct, 1884.

sont atteintes à la suite d'une péritonite. Il semble alors que cette tuberculose transmise simultanément aux deux plèvres à travers les lymphatiques du diaphragme est plus atténuée et qu'elle a pour ainsi dire épuisé son action sur le péritoine et sur les lymphatiques qui lui ont servi de voie de propagation. On peut se demander même si, vu leur extrême bénignité, ces pleurésies doubles sont bien tuberculeuses où si elles ne seraient pas seulement causées par une simple irritation de voisinage transmise à travers le diaphragme. C'est ce que l'on a observé, du reste, dans un certain nombre d'autopsies.

De même que pour le péritoine, le travail cicatriciel de la plèvre peut dépasser le but auquel nous venons de le voir s'arrêter.

Lorsque pendant la durée de l'épanchement, les brides fibreuses ont enfermé le poumon dans une coque inextensible, on trouve les vibrations thoraciques très diminuées ou nulles, sauf dans la fosse sus-épineuse et sous la clavicule où elles peuvent mêmes être exagérées. On observe dans ces mêmes points du bruit skodique et du souffle ayant le caractère amphorique. Quand le silence respiratoire est absolu, on doit en conclure que les bronches elles-mêmes sont atrophiées.

Si on vient à faire une ponction on est surpris de trouver, même après l'ablation totale du liquide, la persistance de la dyspnée et des signes de l'épanchement. On constate aussi à la fin de la thoracentèse un abaissement brusque de la tension pleurale.

Le liquide se reforme avec la plus grande facilité et comme, à cette période, les membranes qui tapissent la plèvre sont presque complètement dépourvues de vaisseaux, il se résorbe difficilement. Nous rappelons à ce sujet qu'une injection de laudanum ayant été faite par erreur, dans une plèvre ainsi modifiée, le patient n'éprouva aucun symptôme d'intoxication (1).

Le poumon ne pouvant pas aller au-devant de la paroi thoracique, celle-ci se déforme, se rétrécit ; ses muscles s'atrophient ; en un mot, elle présente toutes les lésions que nous avons énumérées dans l'anatomie pathologique.

Il en résulte que le malade a une dyspnée permanente, car il ne respire plus qu'au moyen d'un seul poumon et celui-ci, par sa suractivité, est en grand danger d'être atteint de tuberculose. Lorsqu'on applique les mains sur les deux côtés du thorax on trouve un retard notable dans l'expansion du côté malade (2).

La rétraction du poumon par les fausses membranes est d'autant plus à redouter qu'elle se produit très rapidement et qu'on peut laisser ainsi passer le moment d'une intervention thérapeutique efficace.

D'après M. le professeur Brouardel (3), cette rétraction se serait, dans certains cas, effectuée douze ou treize jours après le début de la pleurésie.

Si celle-ci siège à gauche, elle peut par ses brides maintenir le cœur dans la position où l'épanchement l'avait refoulé. Le travail cicatriciel d'une pleurésie droite peut aussi entraîner le cœur de ce côté. La gêne fonctionnelle qui en résulte et la compression qu'exerce sur cet organe l'enveloppe fibreuse, déterminent parfois des syncopes graves. La pleurésie retentit aussi d'une autre façon sur les fonctions cardiaques ; la suppression presque totale de la cir-

(1) Mey. Thèse de doctorat, 1877.
(2) Thuvien. Loc. cit.
(3) Brouardel. Société médicale des hôpitaux, 1872.

culation du poumon rétracté amène l'hypertrophie du cœur droit avec toutes ses conséquences : dilatation des veines du cou, foie cardiaque, œdèmes, ascite, etc. (Poulin.)

L'évolution de la tuberculose fibreuse dure en moyenne trois mois ; elle peut se prolonger plus longtemps dans les cas que nous avons signalés plus haut, lorsque le sujet étant affaibli par une diathèse, le travail cicatriciel ne s'établit point ou reste incomplet. On voit alors les épanchements demeurer stationnaires, même longtemps après la disparition des phénomènes subaigus. C'est « une phlegmasie qui vire à l'hydropisie, en raison de l'état cachectique du malade » (1). Celui-ci peut succomber par suite de la durée de l'affection et de l'affaiblissement qui en est la conséquence.

La tuberculose fibreuse se complique aussi quelquefois de poussées de granulations miliaires. On observe alors tous les symptômes que nous avons énumérés à propos de la forme aiguë : la température oscille autour de 39°, des phénomènes généraux graves se produisent. Une première poussée peut s'enrayer et ses tubercules sont étouffés par le tissu conjonctif; mais, si elle se répète, la tuberculose tendra de plus en plus à se généraliser et entraînera une terminaison fatale à bref délai.

D'autres fois c'est la forme ulcéreuse qui se surajoute à la forme fibreuse. Alors l'épiploon, le paquet intestinal rétractés, augmentent de volume à la suite du développement de masses tuberculeuses au milieu de leurs adhérences. Il survient de la diarrhée, des oscillations irrégulières de la température, de la fièvre le soir, des sueurs

____

(1) Peter. Leçons de clinique médicale, 1879, t. II, p. 116.

nocturnes, puis la cachexie et la mort, parfois quelques poussées aiguës ultimes.

Il nous reste à examiner, au point de vue du pronostic, les rapports de la tuberculose fibreuse avec la phthisie pulmonaire. Si celle-ci précède les manifestations pleurales ou péritonéales, on doit la supposer peu grave par cela même que, sur la séreuse, une forme bénigne de tuberculose a pu se développer. Le plus souvent, en effet, l'affection pulmonaire est de même nature et guérit avec la pleurésie ou la péritonite. Elle peut de plus être influencée favorablement par la compression que l'épanchement exerce sur le poumon. Il n'y a ni toux, ni expectoration, malgré les craquements et les râles que l'on perçoit à l'auscultation. Le poumon se sclérose, les cavernes sont sèches, les tubercules deviennent fibreux et crétacés.

La phthisie pulmonaire peut apparaître aussi pendant le cours de la pleurésie. Si celle-ci est sèche ou si l'épanchement achève de se résorber, elle atteindra de préférence le poumon dont la plèvre est malade. Si au contraire l'épanchement est assez abondant, c'est le côté opposé qui aura le plus de chances d'être attaqué.

Pour M. Fernet, les poumons se trouveraient, dans ces cas, tous deux également en puissance de tuberculose, et les bacilles seraient au moins aussi nombreux dans celui qui est comprimé par l'épanchement. Seulement, cette compression, en abolissant la circulation, serait un obstacle au développement de la tuberculose, qui, de ce côté, resterait à l'état latent. (Communication orale.)

La tuberculose pulmonaire pourra être fibreuse si le sujet est malade depuis longtemps et non affaibli. Dans le cas contraire, elle prendra plutôt la forme ulcéreuse ou bien la forme aiguë, si l'épanchement a disparu brusquement.

Les poumons sont plus rarement atteints dans le cours de la péritonite.

Le plus souvent, la phthisie pulmonaire survient un peu après la guérison de l'affection séreuse et revêt alors presque toujours la forme ulcéreuse. Nous ne devrions pas, en réalité, tenir compte de cette complication plus ou moins éloignée, puisque la guérison des lésions pleurales ou péritonéales est obtenue et que, si la mort survient, elle sera due aux manifestations pulmonaires seulement. D'un autre côté, il est incontestable que la tuberculose du poumon est, en partie, la conséquence de celle des séreuses. Aussi pensons-nous devoir la faire entrer en ligne de compte dans l'étude du pronostic.

Lorsqu'on cherche dans quelles conditions elle s'est produite, on reconnaît qu'elle a éclaté presque toujours un ou deux mois après la sortie du malade, au moment où il repris son travail et après qu'il s'est exposé de nouveau aux influences débilitantes qui avaient déterminé la première atteinte. Il est plus rare de voir la tuberculose pulmonaire survenir pendant le séjour du malade à l'hôpital, c'est-à-dire pendant qu'il est soumis à un repos complet et à une alimentation meilleure que celle qu'il trouverait chez lui. En un mot, la phthisie pulmonaire n'apparaît pas forcément et d'une façon pour ainsi dire fatale, mais, au contraire, sous des influences bien déterminées. Du reste, les cas de guérison prolongée ont été observés encore plus souvent dans la clientèle privée dont les conditions hygiéniques sont meilleures.

Enfin, le malade aura d'autant plus de chances d'échapper à la tuberculose pulmonaire et à un retour des accidents du côté des séreuses, qu'un intervalle plus long se sera écoulé depuis la pleurésie ou la péritonite. De plus, les risques de phthisie diminuent à mesure que le sujet est plus avancé en âge.

« Dans la tuberculose lente, les accidents s'échelonnent, l'affection fait trêve, et dans ces relâches plus ou moins prolongées, l'organisme peut réparer en partie les pertes qu'il a faites et prendre de nouvelles forces pour résister à de nouveaux assauts; il ne perd ainsi que peu à peu. D'ailleurs, pendant ces trèves de l'affection, la thérapeutique peut intervenir et soutenir plus efficacement les forces (1(. »

Observations de tuberculose fibreuse dn péritoine et des plévres.

Obs. XXV. — Inédite (communiquée par M. Bucquoy).

J'ai observé un cas de guérison non douteux, suivi dans toute son évolution, chez une de mes clientes, qui à l'âge de 27 ans, non mariée, n'ayant aucun accident du côté des organes génitaux, vit le ventre se ballonner et devenir douloureux.

En même temps, il y eut des vomissements et une constipation opiniâtre. L'abdomen ne présentait ni indurations limitées, ni ascite.

La maladie dura près d'une année : c'était une péritonite tuberculeuse à forme adhésive.

La guérison remonte à plus de 17 ans ; la santé est parfaite ; rien n'est survenu du côté de la poitrine.

Mais ce qui ôterait tout doute, quant à la nature de l'affection, c'est que, pendant ce temps, je soignais le frère de la malade qui succomba, à peu près à la même époque, aux progrès d'une tuberculose pulmonaire chronique. Le père était mort phthisique à un âge peu avancé,

M. Danyau a vu avec moi la malade.

---

(1) Peter. Loc. cit.

Obs. XXVI. — Inédite (communiquée par M. Bucquoy).

Une jeune fille atteinte de péritonite chronique avec épiploon dur et ventre rétracté, fut envoyée à Royat, puis, en hiver, dans le midi. Elle a très bien guéri. Elle est maintenant mère de famille. La guérison date de douze ans environ.

Obs. XXVII. — Inédite (communiquée par M. Bucquoy).

Une jeune fille de ma clientèle eut, à 14 ans, à la suite d'une constipation opiniâtre, une péritonite chronique qui ne tarda pas à se généraliser et qui guérit complètement après plusieurs mois de soins réguliers. La guérison ne s'est pas démentie. Après avoir été assez délicate pendant longtemps, la jeune fille se porte fort bien. La guérison date de plus de dix ans.

Sa sœur, au même âge, eut une pleurésie purulente des plus suspectes, à laquelle elle a failli succomber.

Obs. XXVIII. — Inédite (communiquée par M. Bucquoy).

En 1875, je fus appelé en province par un confrère, pour voir un jeune garçon, âgé de 14 ans, qui était rentré du collège dans sa famille, atteint d'une pleurésie droite contractée accidentellement quinze jours auparavant, à la suite d'un bain froid.

J'avais été demandé pour faire la ponction ; la respiration était notablement gênée, quoique l'épanchement n'occupât que la moitié du côté affecté.

La date récente de la maladie, l'abondance médiocre du liquide, surtout le ballonnement du ventre, me firent ajourner la ponction et je fis part au médecin des craintes que je concevais d'une affection tuberculeuse généralisée dans les séreuses pleurale et péritonéale.

Quelque temps après, je fus rappelé : le malade avait une pleurésie double; celle du côté gauche paraissait plus importante que la première. Le ventre était toujours ballonné, très dur, empâté, avec un certain degré d'ascite. Il y avait de la diarrhée et des troubles digestifs.

Les révulsifs et les toniques furent seuls employés et, après quelques mois, on constata progressivement la disparition de l'épanchement pleurétique droit, de l'ascite, enfin de la pleurésie gauche ; de ce côté, persista, pendant plus d'une année, de la matité à la base, et, au sommet, de la rudesse et de l'expiration prolongée.

Le ventre peu à peu était revenu sur lui-même, avait repris de la souplesse ; mais il était alors très facile d'y sentir des masses dures et irrégulières que je retrouvai encore deux ans après le début de la maladie. La dernière induration était à droite de l'ombilic et avait le volume d'une petite mandarine.

Pendant près d'un an, les symptômes locaux et généraux ont été des plus sérieux : très grande gêne de la respiration, troubles digestifs, amaigrissement et cachexie véritable ; puis, peu à peu, retour de l'appétit, amélioration des forces, ce qui permit au malade d'aller à la Bourboule où il fit deux saisons de suite.

La guérison s'est maintenue depuis. Le jeune homme habite la campagne, est exposé aux intempéries, et ne prend aucun ménagement. Je le revois souvent. Il s'est marié et est père de famille.

Obs. XXVIII *bis* — (Spencer Wells, in Dict. de Jaccoud, t. 26, p. 812).

Une femme de 22 ans, que l'on croyait atteinte d'un kyste de l'ovaire, avait déjà subi deux ponctions, dont l'une avait donné dix-huit pintes de liquide. On résolut de pratiquer l'ovariotomie.

Le ventre incisé, Spencer Wells ne trouva pas de kyste. Il s'agissait d'une ascite tuberculeuse. Le péritoine était criblé de myriades de granulations tuberculeuses. Quelques anses intestinales flottaient, mais la plus grande masse, également couverte de tubercules, formait intimement unie au côlon et à l'épiploon, une masse rétractée en haut et en arrière. Le chirurgien se borna à évacuer le liquide et à suturer la plaie. Une violente péritonite fut la conséquence de cette intervention ; la femme guérit. Quatre ans plus tard elle se maria. Six ans après, elle n'avait pas d'enfants, mais était forte et vigoureuse.

Obs. XXIX. — Résumée (Grisolle, loc. cit. t. 1, p. 569).

Homme de 30 ans, de constitution moyenne, habituellement bien portant. Entré à l'hôpital en mars 1859.

Depuis six semaines il a quelques coliques et un peu de diarrhée.

A son entrée on lui trouve le ventre dur, gros, rénitent surtout à l'hypogastre. Il y a une ascite considérable et un épanchement dans la moitié inférieure de la plèvre gauche.

Le malade ne tousse pas ; il a de l'expiration prolongée sous la clavicule et dans la fosse sus-épineuse du côté droit, de la fièvre le soir et quelques sueurs la nuit.

Pendant deux mois, il maigrit, sa toux augmente et ses sommets présentent de nombreux craquements secs, puis humides.

En même temps, l'épanchement thoracique et l'ascite se résorbent ; la diarrhée s'arrête.

On sent alors par le palper, de l'induration dans l'abdomen.

On donne au malade une bonne alimentation, des toniques, du quinquina. On place sur le ventre plusieurs vésicatoires successifs.

Pendant le mois de mai, l'état reste stationnaire ; puis, en juin, il s'améliore.

Le malade quitte l'hôpital et se rend à la campagne.

Il revient à la fin d'octobre : il a de l'embonpoint, il a repris ses forces et son appétit. Le ventre est indolore, souple, sans induration.

De temps en temps, il se produit quelques vomissements sans cause apparente.

Au sommet du poumon droit, on ne trouve plus de râles, mais seulement un peu d'expiration prolongée.

Grisolle et M. Millard ont considéré le malade comme complètement guéri.

Obs. XXX. — Personnelle.

(Cette observation se trouvant déjà relatée dans le mémoire de M. Fernet sur la tuberculose péritonéo-pleurale, nous n'en donnons qu'un résumé.)

Jeune fille de 16 ans, couturière, entrée le 31 janvier 1883, dans le service de M. Fernet.

Elle a eu une fièvre typhoïde à 11 ans. Elle a été réglée, pour la première fois, le 3 janvier dernier.

Il y a huit jours, elle a eu de vives coliques, des vomissements bilieux après les repas, de la constipation. Le ventre est devenu gros, rénitent, dur. En même temps, il s'est produit un point de côté à la base de la poitrine à droite, une toux fréquente, sans expectoration, de la fièvre le soir, des sueurs la nuit. Il n'y a pas eu d'amaigrissement.

Actuellement, le ventre est météorisé ; il y a de l'ascite.

Les sommets pulmonaires présentent quelques râles.

On constate les signes d'un épanchement séreux dans la moitié inférieure des deux plèvres.

Eau de la Bourboule. Poudre de viande. Lait. Badigeonnages de teinture d'iode sur le ventre.

Février. L'épanchement pleurétique droit est résorbé. On entend à la place, des frottements. Celui du côté gauche diminue.

On sent dans l'abdomen des masses indurées.

Mars. Retour des accidents thoraciques ; douleur vive dans le côté droit.

Injection de morphine dans le point douloureux.

La dyspnée augmente beaucoup, la figure est cyanosée. On retire par la thoracentèse 750 grammes de liquide séro-sanguinolent, qui donne par le repos un caillot fibrineux.

L'ascite a disparu. La diarrhée se reproduit.

Le sommet gauche présente des signes d'induration. Du même côté on trouve de l'adénopathie trachéo-bronchique.

Avril. Les épanchements de la plèvre et du péritoine sont complètement résorbés. Les poumons sont sains. Le ventre est souple, mais présente quelques inégalités. La malade n'a pas d'appétit, elle maigrit.

Elle sort guérie le 28 avril.

On la revoit le 13 juin : elle mange peu et a encore maigri. La guérison de la plèvre et du péritoine se maintient.

Obs. XXXI. Personnelle.

(Cette observation se trouvant déjà publiée dans le mémoire de M. Fernet, sur la tuberculose péritonéo-pleurale, nous n'en donnons qu'un résumé.)

Homme de 21 ans, laveur, originaire de la Belgique, entré le 26 février 1883, dans le service de M. Fernet.

Il y a un an, il a eu une fièvre intermittente quotidienne. Il est grand et vigoureux.

Il y a dix jours, à la suite d'une purgation, il a été pris d'une diarrhée persistante.

Depuis, il a perdu l'appétit, il a de la fièvre le soir, des sueurs la nuit, de l'insomnie.

Il y a huit jours, il a eu une épistaxis.

Depuis deux jours, il tousse et expectore des crachats blancs, mousseux.

Le ventre est gros, météorisé, douloureux dans la fosse iliaque droite et présente quelques taches rosées, mal caractérisées.

Il y a un peu de stupeur et quelques râles au sommet gauche. Temp. 38°.

1er mars. Temp. 37°. Le ventre est gros, douloureux, empâté dans la fosse iliaque droite et la région ombilicale. Il y a un peu d'ascite.

La plèvre gauche présente un épanchement dans son tiers inférieur. Le sommet du poumon droit est induré. On trouve de l'adénopathie trachéo-bronchique des deux côtés.

Boulland.   6

L'appétit est presque normal. Il y a un peu de diarrhée.

Le malade pèse 166 livres.

Poudre de viande. Lait. Todd. Teinture d'iode sur le ventre et sur la base de la poitrine en arrière et à gauche.

Le 12. La diarrhée cesse. Le ventre est moins dur.

Il y a de l'amaigrissement.

Le 20. Les épanchements de la plèvre et du péritoine sont résorbés. On sent quelques irrégularités dans l'abdomen.

L'état général s'améliore ; l'induration du sommet droit et l'adénopathie trachéo-bronchique disparaissent.

Le malade part pour Vincennes très amélioré. Il revient huit jours après avec un épanchement occupant le tiers inférieur de la plèvre droite.

Il ne pèse plus que 154 livres. Le ventre est douloureux, un peu tendu.

Même traitement.

Le malade a un appétit extrèmement exagéré; il gagne treize livres en sept jours.

22 avril. L'épanchement pleural a disparu.

H... sort guéri le 25 avril ; il pèse 169 livres.

OBS. XXXII. Résumée (M. Fernet, loc. cit.).

Homme de 34 ans, marchand de volailles, entré dans le service de M. Fernet le 8 août 1877.

Il est d'un tempérament vigoureux. Depuis deux mois, il s'affaiblit et devient pâle.

Bientôt il éprouve de la douleur à la partie supérieure d l'abdomen.

Ces phénomènes s'accentuent de plus en plus ; puis le ventre devient volumineux, météorisé au point de déterminer de la dyspnée par le refoulement du diaphragme. Il y a un peu d'ascite et de la circulation veineuse complémentaire. On trouve, de plus, un épanchement pleurétique à la base de chaque plèvre.

Injections sous-cutanées de morphine. Opium à l'intérieur.

5 septembre. Diarrhée abondante pendant douze jours,

Le 20. Amélioration générale.

Le 22. L'ascite disparait; la pleurésie gauche diminue.

Les sommets pulmonaires sont sains.

Il y a quelques coliques intermittentes. La diarrhée est arrêtée.

Le 29. Les épanchements pleuraux sont complètement résorbés. Le ventre est redevenu souple et de volume normal.

19 octobre. Douleurs à la partie supérieure du ventre, point de côté brusque et très douloureux au-dessous du mamelon droit, dyspnée. On trouve un peu d'épanchement dans la plèvre droite.

Six ventouses scarifiées sur le point douloureux.

La convalescence s'établit régulièrement.

Le malade sort guéri le 13 novembre.

Obs. XXXIII. Résumée (M. Fernet, loc. cit.).

Femme de 57 ans, journalière, entrée le 30 octobre 1880 dans le service de M. Fernet.

Elle a de très bons antécédents.

Il y a quinze jours, à la suite d'un refroidissement, elle a été prise de toux et de dyspnée.

On lui trouve un grand épanchement pleural à gauche. Le cœur est dévié. Temp. 37°,8.

Vésicatoire.

La dyspnée diminue graduellement quoique l'épanchement reste stationnaire.

3 novembre. Le liquide pleurétique commence à décroître et disparaît complètement le 6 décembre.

Teinture d'iode en badigeonnages.

La malade sort guérie le 24 décembre.

Elle rentre le 19 mars.

Pendant deux mois elle s'est bien portée. Il y a deux semaines, son ventre a grossi, sans présenter de douleurs. Elle a un peu de diarrhée, de l'œdème des jambes (dû peut-être à des varices). La paroi abdominale présente un réseau de circulation complémentaire. Il y a de l'ascite.

La malade éprouve des douleurs autour de l'ombilic; elle tousse et expectore quelques crachats muqueux.

Le sommet droit paraît suspect.

La diarrhée est arrêtée; les forces diminuent.

Régime lacté mixte. Eau de la Bourboule. Badigeonnages de teinture d'iode sur le ventre.

Au commencement d'avril, l'ascite et le météorisme diminuent, on sent quelques indurations abdominales.

La malade sort guérie le 4 juin.

Obs. XXXIV. Inédite (communiquée par M. Bucquoy).

Un jeune homme de 24 à 25 ans entre à l'Hôtel-Dieu, dans le service de Louis.

Il était arrivé au dernier degré du marasme ; il avait une péritonite tuberculeuse avec ascite considérable et, en même temps, un épanchement pleurétique droit.

Sa maigreur extrême permettait de suivre les révolutions cardiaques.

Le choléra s'abattit alors sur la salle et le malade fut un des premiers atteints. Il fut pris de vomissements, de diarrhée qui amenèrent une évacuation complète; mais il résista si bien que, non seulement il guérit du choléra, mais qu'il put quitter l'hôpital pour aller en convalescence dans son pays.

Je doute que la guérison ait été définitive.

Obs. XXXV. Inédite (communiquée par M. Bucquoy) (1).

En 1871, je soignai dans un hôpital un jeune garçon de 14 ans, de l'hospice des Enfants-Assistés, pour une péritonite chronique avec pleurésie droite.

Il eut des hémoptysies, des signes non douteux de tuberculisation. Il sortit parfaitement guéri.

Obs. XXXVI. Résumée (Clément) (1).

Homme de 30 ans, entré à l'hôpital pour une péritonite tuberculeuse. Ses antécédents sont bons.

Malade depuis six semaines : coliques, diarrhée.

Le ventre est gros, rénitent, dur, et contient beaucoup de liquide ascitique.

Amaigrissement. Fièvre le soir.

Expiration prolongée et craquements secs au sommet du poumon droit. Epanchement dans la plèvre gauche.

Bismuth. Vésicatoires.

La guérison survient rapidement.

Obs. XXXVII. Résumée (Bernheim) (2).

Homme de 30 ans, entré à l'hôpital le 10 janvier 1875.

Pendant huit jours, coliques, vomissements alimentaires et bilieux. Alternatives de diarrhée et de constipation. Augmentation de volume du ventre.

L'abdomen est gros, résistant, dur, sensible à la pression.

---

(1) Clément. De la péritonite chronique. Thèse de doctorat.
(2) Bernheim. Revue médicale de l'Est, 1877.

Au niveau de l'hypogastre, les intestins forment une masse agglutinée et immobile. Matité au-dessous de l'ombilic.

Signes de tuberculose pulmonaire. Diarrhée.

Les symptômes abdominaux et pulmonaires disparaissent,

Guérison (1).

Obs. XXXVIII. Inédite.

(Due à l'obligeance de notre ami le Dr Brocq).

La nommée B... (Marie), âgée de 17 ans, domestique, entre le 29 juillet 1882, à Cochin, dans le service de M. le Dr Bucquoy.

Le père et la mère de la malade sont bien portants. Sa sœur a été atteinte, au même âge, d'une maladie pendant laquelle elle a eu du ballonnement du ventre. Elle tousse beaucoup.

Plusieurs de ses frères et sœurs sont morts en bas âge.

B... a eu, l'année dernière, une fièvre typhoïde dont elle n'a été remise qu'au bout de trois mois.

Elle a été réglée à 15 ans et demi; ses règles reviennent tous les quinze jours; elle a de temps en temps de la leucorrhée.

Elle habite Paris depuis neuf mois.

Sa maladie actuelle a débuté, il y a six mois, par du ballonnement du ventre, à la suite de fatigue.

Elle s'est rendue à la consultation de l'Hôtel-Dieu, d'où elle a été renvoyée à Lourcine.

Il y a quelques soupçons de syphilis. On trouve quelques croûtes dans les cheveux et de l'adénite cervicale postérieure.

Le ventre, en augmentant de volume, n'est pas douloureux.

Il y a eu, de temps en temps, quelques vomissements alimentaires qui survenaient une heure et demie après le repas. Il n'y a pas eu de constipation.

B... a un peu maigri. Elle souffre dans les deux côtés de la poitrine. Elle ne tousse pas habituellement et n'a jamais craché de sang.

Les fonctions urinaires ont toujours été normales.

État actuel. — La langue est un peu blanche. Il n'y a pas d'appétit.

Au sommet du poumon gauche, en arrière, la respiration est soufflante et l'expiration prolongée.

Rien d'anormal au cœur.

Le ventre est volumineux, fluctuant. Le liquide se déplace facilement. Il y a un peu de circulation collatérale complémentaire, surtout

---

(1) Ces deux derniers cas de guérison, ainsi que celui de Grisolle, sont cités dans la thèse de M. Tapret, en regard de 84 cas de tuberculose péritonéale suivis de mort.

à droite. Du même côté, on trouve une adénite inguinale très prononcée.

Les jambes ne sont pas œdématiées.

Il n'y a pas de fièvre.

4 août. Souffle pleurétique du côté gauche, matité complète à la base, diminution des vibrations thoraciques.

Le 6. L'épanchement paraît augmenter : souffle dans toute l'étendue du côté gauche.

Badigeonnages de teinture d'iode.

Le 10. Le ventre est moins tendu, bien qu'on obtienne de la matité dans tous les points.

Le souffle et la matité n'existent plus que dans les deux tiers inférieurs de la plèvre gauche, la respiration est normale au-dessus. Il n'y a pas de toux.

Le 11. Le ventre n'est pas douloureux. Il est sensible seulement pendant la marche.

L'épanchement ascitique a beaucoup diminué.

L'épanchement pleurétique gauche est résorbé. On entend quelques frottements pleuraux à la base droite. Il y a quelques sueurs la nuit.

Le 18. B... a eu ses règles hier, pour la première fois, depuis le début de sa maladie.

Le ventre est empâté, volumineux, mais bien revenu. L'ascite a disparu. Les intestins donnent la sensation de solidarité. La percussion donne une matité superficielle.

Au sommet du poumon droit, on trouve du souffle dans l'expiration.

Il y a des craquements secs et superficiels dans toute la hauteur et de la respiration saccadée en avant.

L'expiration est prolongée et un peu soufflante dans le sommet du poumon gauche.

Badigeonnages de teinture d'iode. Huile de foie de morue. Iodure de potassium.

Le 30. La malade ayant de la diarrhée, on supprime l'huile de foie de morue et on la remplace par du phosphate de chaux.

3 octobre. B... souffre beaucoup du ventre depuis quelques jours. On cesse les badigeonnages de teinture d'iode. Lavement avec guimauve, pavot, amidon.

Le 8. On passe sur le ventre une couche de collodion.

Le 27. Le ventre est moins douloureux. On y trouve des zones de matité et de sonorité. Les anses intestinales forment une masse solidaire. La paroi abdominale n'est pas adhérente.

6 novembre. La malade va bien. L'état général est bon.

Le ventre est peu douloureux. Il n'y a pas de toux.

Le 18. L'abdomen est souple et moins tendu.

Le 20. B... éprouve de la faiblesse, de la pesanteur dans les membres du côté gauche et de la douleur en arrière du sternum.

Le 30. L'état général est toujours aussi bon. Le ventre n'est plus douloureux.

B... sort le 8 décembre.

Obs. XXXIX (personnelle).

Le 24 janvier 1883, est entré, dans le service de M. Fernet, le nommé G.. (Jean), âgé de 24 ans, employé au chemin de fer.

Sa mère est morte tuberculeuse. En 1880, il a eu une bronchite avec hémoptysie assez abondante. Il a été guéri au bout de quinze jours.

Il n'a eu aucune maladie vénérienne. Il est alcoolique et a fait des excès de toutes sortes.

Le 14 janvier, il a éprouvé une douleur subite au-dessous du sein gauche avec irradiations vers les attaches du diaphragme, une dyspnée brusque et si douloureuse qu'elle a déterminé presque une syncope.

Le 16, il a commencé à avoir une toux fréquente qui augmentait dans le décubitus sur le côté gauche. Il n'y avait pas d'expectoration.

Chaque soir la fièvre revenait, mais sans transpiration.

G... a maigri un peu ; il n'a pas eu d'autre trouble digestif que de la perte de l'appétit; il a eu un peu de céphalalgie au début.

L'état général est assez satisfaisant.

Le côté gauche du thorax n'est pas amplifié; il présente dans les deux tiers inférieurs les signes d'un épanchement séreux.

La sonorité est un peu exagérée au sommet en avant.

Le sommet du poumon droit présente une sonorité un peu augmentée et une respiration rude et soufflante.

La dyspnée est peu intense. Le cœur n'a rien d'anormal.

L'urine n'est pas albumineuse.

Todd avec 2 gr. d'extrait de quinquina. Lait. Vésicatoire à la base du thorax, à gauche en arrière.

Le 29. L'épanchement est au même niveau. La dyspnée a disparu. Il y a moins de fièvre.

2 février. L'épanchement arrive au niveau du mamelon en avant. Le poumon droit, en arrière, est rempli de râles muqueux.

Le 9. G... maigrit; il transpire chaque soir à partir de sept heures et pendant une partie de la nuit.

Poudre de viande, 4 cuillerées.

Le 15. L'épanchement a diminué; il n'occupe plus que la partie inférieure de la plèvre gauche.

Le 24. On entend des craquements humides aux deux sommets, en arrière. L'expectoration est assez abondante et peu épaisse.

3 mars. L'épanchement a disparu presque complètement. On trouve des frottements dans le tiers inférieur du poumon gauche, en arrière.

Badigeonnages de teinture d'iode.

Le 11. La respiration est toujours granuleuse au sommet droit, en avant et au niveau de la pointe de l'omoplate en arrière. Au-dessous, on entend des râles de bronchite.

Le 19. La toux diminue ; la respiration est redevenue normale dans es deux tiers inférieurs du poumon droit ; les frottements pleuraux persistent toujours à la base gauche.

Les craquements du sommet gauche ont presque entièrement disparu.

Les transpirations diminuent ; l'état général est meilleur.

Pointes de feu au sommet gauche, en avant.

2 avril. G... a un peu de diarrhée. Bismuth et diascordium.

Le 8. Poids, 52 kil. La diarrhée a cessé.

Le 15. Poids, 58 kil. La respiration est redevenue normale, sauf aux deux sommets où elle est encore un peu soufflante.

Pointes de feu au sommet gauche, en arrière.

Le 22. Poids, 57.2 kil. L'appétit a diminué.

Le 24. Pointes de feu au sommet gauche en avant.

G... part en bon état le 25 avril.

Obs. XL. — Personnelle.

La nommée B..., agée de 20 ans, domestique, est entrée à Beaujon dans le service de M. Fernet, le 28 février 1883.

Son père et sa mère sont morts d'affection stomacale.

Elle a eu la scarlatine à 7 ans et la rougeole peu de temps après. A partir de cette époque elle a été prise de convulsions qui se sont reproduites jusqu'à 10 ans. Ces convulsions semblaient être épileptiformes (chute avec perte de connaissance, morsure de la langue, oubli complet de ce qui se passait pendant l'attaque).

A 16 ans, elle a eu un abcès de l'oreille.

Les règles se sont produites à 14 ans et demi. La menstruation est irrégulière et peu abondante.

B... n'a jamais eu d'enfants. Elle n'est pas syphilitique.

Elle présente un certain degré d'alcoolisme.

Sa maladie actuelle a débuté, il y a quatre mois, sans cause connue, par du malaise, de la faiblesse, de la courbature.

Depuis un mois et demi, elle a souvent des syncopes, elle tousse, elle a une expectoration de temps en temps sanguinolente, et transpire un peu, la nuit.

L'appétit est presque entièrement perdu ; il n'y a pas de vomissements ; la diarrhée est assez fréquente.

B... a parfois des palpitations avec accès de dyspnée, de l'insomnie, de la céphalalgie.

Le 11 février, le membre inférieur droit a présenté de l'enflure sans rougeur, ni douleur. Il a désenflé au bout de 10 jours ; en même temps, le membre inférieur gauche a été envahi par l'œdème.

Les urines sont rouges et épaisses.

La malade pesait, avant sa maladie, 124 livres.

État actuel : Au cœur, il n'y a qu'un peu de soufle anémique.

La respiration est rude et soufflante dans le tiers supérieur des deux poumons en avant et dans le sommet droit en arrière En ce point on trouve aussi quelques craquements humides.

Le palper abdominal ne révèle rien de particulier, sauf au-dessus des arcades fémorales où l'on trouve une masse ganglionnaire allongée transversalement, et du volume du petit doigt environ.

Les ganglions inguinaux sont normaux.

Par le toucher vaginal, on trouve de l'empâtement dans le cul-de-sac latéral droit.

Le membre inférieur gauche présente de l'œdème ; il est douloureux sur le trajet des veines. Celles-ci ne sont pas indurées.

L'urine n'est pas albumineuse.

Suralimentation par la poudre de viande.

5 mars. On trouve de l'empâtement dans la fosse iliaque gauche.

Le 12. L'œdème du membre inférieur gauche commence à diminuer.

Le 16. B... dort mieux ; elle transpire moins.

Le 22. Les règles se produisent à la date voulue. La fosse iliaque gauche est douloureuse, depuis quelques jours. La diarrhée est arrêtée.

A la base de la plèvre gauche, en arrière, on trouve les signes d'un épanchement.

Badigeonnages de teinture d'iode.

Le 30. Les règles ont duré huit jours, et ont été plus abondantes que d'habitude. L'œdème a disparu.

2 avril. Les ganglions abdominaux ont beaucoup diminué de volume.

Eau de Vichy. Lait. Teinture d'iode à l'intérieur. Potion de chloral.

Le 8. Poids 56 kilos. B... prend chaque jour deux cuillerées de poudre de viande.

Le 13. La respiration est très ample du côté gauche. Au sommet droit, la transsonnance donne un son très sec.

Le 16. Poids, 58, 5 kilos. Diarrhée abondante. Fomentations laudanisées sur le ventre. Sous-nitrate de bismuth.

Le 18. Les règles ont reparu ; elles s'arrêtent le lendemain, puis reparaissent pendant quelques heures le surlendemain.

La partie latérale gauche du thorax présente un point de côté douleureux.

Le 22. Poids 58 kilos. La transsonnance est bonne des deux côtés.

A la base gauche, en arrière, on trouve toujours de l'obscurité respiratoire et de la matité.

Badigeonnages de teinture d'iode.

Le 26. Frottements pleuraux à la base de la poitrine à droite, en arrière.

Le 30. Poids 58 kilos.

7 mai. Les frottements persistent à la base droite.

Au sommet droit, en avant, il y a de la submatité et de la respiration soufflante. En arrière on trouve de l'expiration prolongée et une transsonnance sèche.

Les ganglions abdominaux ne sont plus tuméfiés.

La malade part guérie le 8 mai.

Obs. XLI. — Résumée (Camescasse) (1).

Femme de 38 ans, journalière, entrée à l'hôpital le 19 novembre 1883.

Comme maladie antérieure, elle n'a eu que la variole.

Depuis six mois elle tousse et maigrit.

Depuis cinq semaines, elle a perdu l'appétit ; elle a de la fièvre le soir et expectore quelques crachats muco-purulents.

Elle a un violent point de côté à gauche.

On trouve quelques râles de bronchite disséminés dans les deux poumons. Temp. 37° à 37° 5.

22 novembre. Frisson, augmentation du point de côté, dyspnée.

Le 23. Epanchement à la base de la plèvre gauche.

Le cœur est refoulé.

Le 26. Thoracentèse : deux litres de liquide citrin donnant, par le repos, un coagulum rose pâle. Temp. 38°.

Bacilles nombreux dans les crachats.

---

(1) Cochez. De la recherche du bacille de la tuberculose dans les produits de l'expectoration. Thèse de doct. 1884. Obs. II.

5 décembre. Guérison complète. Les sommets pulmonaires sont sains.
Quelques frottements en avant à la base gauche.

Obs. XLII. — Résumée. (Cochez, loc. cit. Obs. III.)

Homme de 24 ans, tourneur, entré à l'hôpital le 22 avril 1883.
Son père et sa mère sont morts tuberculeux.
Il est alité depuis trois semaines. Il a éprouvé, tout d'abord, un point
de côté à la base de la poitrine à droite ; puis il a été pris d'une toux
fréquente, accompagnée d'un peu d'expectoration muqueuse.
24 août. On trouve les signes d'un épanchement à la base de la plèvre
droite.
Un peu de dyspnée. Temp. 39° et 40°.
Vésicatoires, julep diacode, potion diurétique.
17 septembre. Thoracentèse : un demi-litre de liquide sanguinolent
(On ne vide pas complètement la plèvre).
Le 28. L'épanchement diminue ; frottements pleuraux en avant. Le
malade a perdu douze livres pendant son séjour à l'hôpital.
*Les crachats ont été examinés trois fois : on y a toujours trouvé des
bacilles*

Obs. XLIII. — Résumée (Delpeuch, loc. cit., obs. III).

Jeune fille de 15 ans, domestique, entrée à l'hôpital le 1er juillet 1882.
Elle est originaire du Limousin, et n'est à Paris que depuis huit mois.
Ses antécédents héréditaires et personnels sont bons.
Elle n'est pas encore réglée.
A la suite de travaux exagérés, elle maigrissait depuis quelque
temps. Il y a un mois, elle a eu des douleurs de ventre, de la tumé-
faction abdominale et de la diarrhée.
Induration du sommet pulmonaire gauche. Signes de pleurésie à la
base de la plèvre du même côté.
Le ventre est saillant, météorisé ; il est peu douloureux, sauf au
niveau de l'hypochondre gauche et de l'hypogastre, où l'on trouve aussi
de la matité et de la rénitence. Temp. autour de 38°. La diarrhée
a cessé.
En août, les signes de la péritonite disparaissent peu à peu.
Les phénomènes pulmonaires sont restés les mêmes.
La malade quitte l'hôpital très améliorée.

Obs. XLIV. — Résumée (Delpeuch, loc. cit., obs. IV).

Femme de 22 ans, domestique, entrée à l'hôpital le 8 mai 1882.

Ses antécédents héréditaires et personnels sont bons ; elle est à Paris depuis un an ; elle n'est pas alcoolique.

Il y a deux mois, après un refroidissement, elle a commencé à maigrir, elle a eu de la fièvre le soir, des sueurs la nuit et de la diarrhée.

Les règles se sont arrêtées.

A son entrée on trouve un état fébrile accentué. Temp. 40°.

Induration du sommet pulmonaire gauche ; pleurésie à la base gauche.

Ventre tuméfié, peù douloureux, parcouru par quelques veines dilatées, fluctuant.

Fin mai. La température tombe au-dessous de 39°, la pleurésie est complètement résorbée.

7 juin. Léger épanchement à la base de la plèvre gauche en arrière.

Peu à peu les phénomènes abdominaux disparaissent, ceux des poumons persistent.

La malade sort de l'hôpital très améliorée.

Obs. XLV. — Résumée (Delpeuch, loc. cit., obs. X).

Femme de 21 ans, fleuriste, née à Paris, entrée à l'hôpital le 25 mars 1882.

Elle a eu la scarlatine à huit ans et une bronchite il y a deux ans. Elle a été réglée à quatorze ans.

Il y a un an, elle a commencé à maigrir un peu, et elle a éprouvé des douleurs vagues dans le ventre, surtout à l'hypocondre gauche. Le ventre a augmenté de volume, peu à peu tout d'abord, puis brusquement, en décembre.

Actuellement le ventre est très gros, indolent, parcouru aux flancs par quelques veines dilatées. L'ascite est abondante et donne une matité à concavité supérieure.

Le sommet pulmonaire droit est induré, l'appétit est bon ; il n'y a pas de fièvre.

Au commencement d'avril la malade commence à tousser, mais sans expectoration ; son appétit diminue.

11 avril. Les hypochondres sont douloureux. Le ventre diminue de volume.

Le 17. L'ascite se résorbe.

---

(1) Netter. Diagnostic d'une forme précoce de tuberculisation pulmonaire. Thèse de doct. 1883.

25 mai. Le ventre a repris son aspect normal, mais présente de l'induration au-dessus du pubis.

Les adhérences péritonéales tiennent la malade courbée en avant.

On entend des frottements aux deux bases pleurales. Les lésions pulmonaires progressent.

Obs. XLVI. — Résumée (Netter. Loc. cit. Obs. VII).

Homme de 22 ans, terrassier, entré à l'hôpital le 29 mai 1882.

Il est robuste et a de bons antécédents.

Le 22 mai il a eu, après un refroidissement, des frissons répétés, du malaise, un point de côté, de la fièvre.

On trouve une pleurésie droite avec épanchement remontant jusqu'à l'épine de l'omoplate.

Jusqu'au 7 juin l'épanchement diminue peu à peu.

Jaborandi.

La température oscille autour de 39°.

8 juin. L'épanchement a disparu. Le malade maigrit, il transpire la nuit, il crache du sang. Sa température se maintient autour de 38°.

Le sommet droit présente des signes de tuberculose au deuxième degré.

Le sommet gauche est induré.

Le malade s'en va à la campagne à la fin de juin.

Obs. XLVII. — Résumée (Biat. Loc. cit., obs. V).

Femme de 20 ans employée, entrée à l'hôpital le 14 septembre 1883.

Ses antécédents héréditaires sont bons.

Elle a eu la rougeole à six ans.

En juin son ventre a grossi ; un mois après elle y a ressenti quelques douleurs ; en septembre elle a commencé à avoir de la fièvre et ses règles se sont supprimées.

Elle a pali et maigri, ses digestions sont difficiles.

Au moment de son entrée, elle présente les signes d'un embarras gastrique. Temp. 39° 4.

Le ventre est gros, sans déplissement de l'ombilic, il contient du liquide ascitique, il est mat au-dessous de l'ombilic et fluctuant. L'utérus est en latéroversion droite.

La respiration est granuleuse sous la clavicule gauche. Il n'y a pas de toux.

La malade a de la fièvre pendant les quinze premiers jours, elle continue à maigrir.

A la fin d'octobre, le ventre devient douloureux, l'épanchement se résorbe. Par le palper, on sent des masses irrégulières, tortueuses, pâteuses, appréciables par les culs-de-sac vaginaux.

En novembre on trouve des craquements secs sous la clavicule gauche.

Obs. XLVIII. — Inédite (communiquée par M. Bucquoy).

Longtemps j'ai eu, dans mon service, une jeune fille qui, à 16 ans (octobre 1877), fut prise d'accidents aigus du côté du bas-ventre avec issue de pus au dehors, ce qui avait fait diagnostiquer par le médecin, d'après elle, une péritonite consécutive à un abcès de l'ovaire.

Le ventre avait repris son volume ordinaire, lorsque, au mois de janvier 1878, elle vient une première fois à Cochin avec le ventre volumineux, empâté, une diarrhée persistante, suivie de quelques jours de constipation, des vomissements, de l'amaigrissement, une grande faiblesse.

C'était une péritonite chronique, non douteuse par ses signes, par l'état général de la malade, par ses antécédents ; elle toussait toujours ; son père était mort après une longue maladie et après avoir craché du sang.

Elle fit plusieurs séjours à Cochin avec des alternatives d'amélioration et d'aggravation de la maladie, mais persistance des caractères de la péritonite chronique.

En 1879, elle revient avec les mêmes signes. Le ventre s'est resserré à sa partie supérieure, il est piriforme. Toux, sueurs nocturnes, insomnie à cause de l'acuité des douleurs, anorexie, constipation opiniâtre.

Un peu de respiration rude et soufflante au sommet gauche ; rien de bien accentué.

La malade fait un nouveau séjour, du 21 avril au 1er juillet : vomissements incoercibles, fièvre, sueurs, douleurs très vives dans le ventre ; de plus, quelques craquements au sommet droit.

Elle sort de l'hôpital très améliorée.

Elle revient du 27 août à la fin d'octobre, à cause de la reprise des douleurs abdominales ; pas de changement notable. Dans cette période, crachements de sang répétés, malgré l'amélioration de l'état général. Quelques phénomènes d'hystéricisme, en particulier anesthésie pharyngienne.

Nous avons eu cette malade pendant plusieurs mois en 1880 : état général amélioré ; ventre gros, empâté, douloureux ; alternatives de diarrhée et de constipation, quelques vomissements ; hémoptysies, quelques râles sous-crépitants au sommet droit.

En définitive, elle paraissait marcher vers la guérison, Nous ne l'avons pas revue.

OBE. XLIX. - Inédite (communiquée par M. Bucquoy).

Femme, 28 ans, domestique, entrée le 4 avril à Cochin, salle Saint-Jean, n° 8.

Sa maladie a eu pour point de départ une fausse couche survenue après deux mois et demi de grossesse et provoquée, dit-elle, par de vives contrariétés.

A son entrée, on lui trouve une péritonite circonscrite dans la fosse iliaque droite et qui se diffuse ensuite dans tout l'abdomen. Ventre ballonné, nausées, vomissements, rétention d'urine.

Ces phénomènes aigus cèdent bientôt et le mal se circonscrit de nouveau dans le côté droit de l'abdomen. En ce point, tuméfaction notable, empâtement, submatité.

Etat général assez bon, pas de vomissements, douleurs de ventre, quelquefois un peu de diarrhée.

Au mois de juin paraissent des hémoptysies qui se répètent. Au sommet droit, en arrière, un peu de souffle et quelquefois des râles sous crépitants ordinairement passagers.

Malgré l'état antérieure de la malade et l'absence d'antécédents, la chronicité des phénomènes péritonitiques m'avait fait soupçonner une péritonite tuberculeuse, que les hémoptysies ont semblé alors confirmer.

Depuis cette époque tout a paru venir à l'appui de cette présomption : la généralisation du météorisme, les douleurs persistantes, plus vives maintenant à gauche, la matité et la sensation de solidarité, non seulement entre les anses intestinales, mais avec la paroi abdominale ; la singulière conformation du ventre (forme de cœur avec la pointe tournée en haut).

Aujourd'hui, malgré la longue durée de l'affection, la malade n'est pas cachectisée. Elle garde le lit, souffre toujours et dort mal ; elle est plutôt constipée. Depuis trois mois, suppression des règles, leucorrhée, sueurs nocturnes. De temps en temps, crachements de sang, mais signes très fugaces du côté de la poitrine.

La peau semble chaude, sans que le thermomètre dénote une élévation de température. Il se produit sur la peau une rougeur émotionnelle scarlatiniforme.

Obs. L. — Inédite (due à l'obligeance de M. le Dr Fernet.)

La nommée Marie K..., âgée de 25 ans, femme de chambre, est entrée dans le service de M. Fernet, le 25 juin 1884.

Les antécédents de famille sont très bons.

Depuis cinq ans, K... est mal réglée (pendant six mois les règles ont été supprimées ; elles ont reparu, sans qu'il y eût de fausse couche). Pendant ce temps le ventre a augmenté de volume. K... n'a jamais eu d'enfant. Elle n'a pas eu de rapports avec des individus tuberculeux.

Il y a trois mois, à la suite d'une indigestion, elle a vomi ; puis elle a eu de la diarrhée pendant deux mois Depuis ce temps elle éprouve dans le ventre des douleurs qui reviennent à intervalles irréguliers. Elles ne sont jamais très aiguës et augmentent par la marche.

Le ventre a ensuite grossi d'une façon uniforme et sans que la malade s'aperçût qu'il y existait une tumeur.

En même temps, il y a eu des troubles digestifs : digestion difficile. sensation de barre, météorisme stomacal.

L'appétit a reparu depuis quinze jours. Les selles sont normales.

La malade s'affaiblit et maigrit beaucoup depuis le début de sa maladie ; elle a de la fièvre le soir et des sueurs nocturnes ; ses règles sont de nouveau supprimées depuis deux mois ; elle a un peu de leucorrhée. La miction n'est pas douloureuse. L'abdomen est augmenté de volume. A sa partie inférieure, il existe une tuméfaction irrégulière, bosselée, dure, facilement accessible par la palpation, mobile, indépendante de la paroi abdominale et peu douloureuse à la pression. Elle s'étend, en hauteur, jusqu'à cinq travers de doigts au-dessus du pubis et en largeur se prolonge et s'effile vers les fosses iliaques, où elle se termine par plusieurs nodosités du volume d'un œuf de pigeon.

Par le toucher, on trouve le vagin peu profond, le col légèrement applati et refoulé derrière le pubis.

On sent aussi la tumeur abdominale qui semble adhérente à la partie antérieure de l'utérus et confondue avec ses annexes. Les mouvements imprimés à l'utérus se transmettent à la tumeur. La matrice paraît englobée par cette tumeur, qui fait corps avec elle.

Le cul-de-sac gauche est libre, le droit est empâté par une masse dure, qui se continue avec la tumeur.

Le sommet du poumon droit est suspect ; la transsonnance y est augmentée.

Il y a cinq ou six mois, la malade pesait 140 livres.

27 juin. A la base de la poitrine, à droite, on perçoit quelques râles et quelques frottements. Il n'y a pas de matité.

4 juillet. Le ballonnement du ventre augmente. A la base de la poitrine, en arrière, on trouve des râles sous-crépitants ou des frottements et un peu de matité.

11 juillet. L'état général est sensiblement le même. Le ventre est légèrement augmenté de volume. Il semble y avoir un peu d'ascite.

Le 21. Diarrhée depuis deux jours. Ascite dans les flancs.

Le 28. Râles sous-crépitants ou frottements à la base de la poitrine à droite. Quelques râles muqueux à la partie externe du creux sous-claviculaire droit. Le sommet du même côté donne une transsonnance plus sèche.

Le ventre est très ballonné, sonore sur la partie médiane et mat dans les flancs.

La malade déclare qu'elle a, de temps en temps, des pertes blanches abondantes qui durent deux ou trois jours. Elle pense que ces pertes coïncident avec l'époque des règles qui sont toujours absentes.

L'engorgement péri-utérin est stationnaire.

L'état général varie peu.

3 octobre. Les lésions pulmonaires sont sensiblement les mêmes qu'à la date du 11 juillet. Il y a toujours un peu d'ascite. Depuis trois semaines, l'appétit est revenu et la malade mange environ quatre degrés, plus de la viande crue. Il y a quinze jours, les règles ont reparu, mais très courtes et peu abondantes.

Il y a un peu d'épanchement à la base des plèvres. La sonorité et la respiration sont bonnes dans tout le reste de la hauteur.

Le 16. L'état de la poitrine est stationnaire. Il y a toujours un peu d'ascite.

Le noyau d'induration, situé dans le cul-de-sac vaginal gauche, a presque complètement disparu.

Le reste de la masse est sensiblement dans le même état.

La santé générale est bonne.

Le 24. Par le spéculum, on ne peut atteindre le col utérin, qui est caché tout à fait derrière les pubis.

10 novembre. On ne trouve dans les poumons aucun signe de tuberculose. Il y a encore quelques rares frottements à la base de la poitrine des deux côtés.

L'état général s'améliore de plus en plus.

Le service ayant été évacué pour laisser la place aux cholériques, la malade est sortie de l'hôpital dans un état excellent, quoique les lésions abdominales soient stationnaires.

Boulland.

7

Obs. LI. — Résumée (M. Martineau) (1).

Femme de 30 ans, entrée à l'hôpital le 8 septembre 1872.

Ses antécédents héréditaires sont bons. Elle a eu des épistaxis continuelles jusqu'à 22 ans, plus espacées depuis. Elle a eu un enfant, qui est bien portant.

Elle dit qu'elle vient de subir beaucoup de fatigues et d'émotions.

Elle a commencé par avoir des coliques, de la dyspepsie, de l'amaigrissement. Le ventre a grossi.

21 septembre. Ponction de l'abdomen : 8 litres de liquide clair. On sent la masse intestinale adhérente à la colonne lombaire, on perçoit des frottements péritonéaux.

28 septembre. La malade s'est refroidie, elle a eu des frissons, puis de la toux, une douleur vive au-dessous du sein droit et une violente dyspnée.

On lui trouve les signes d'une pleurésie droite légère.

Vésicatoire, diurétiques.

24 janvier. L'épanchement persistant, on fait la thoracentèse : 1,800 grammes de liquide séro-sanguinolent.

2 février. La pleurésie est guérie, la péritonite persiste.

La malade sort.

Elle rentre le 30. La toux et la dyspnée recommencent.

On trouve une pleurésie gauche.

24 mai. Ponction dans le neuvième espace intercostal : 2,500 grammes de liquide séreux. Densité 1,021.

14 juin. L'épanchement ne reparaît pas.

L'état de l'abdomen reste le même. Il n'y a pas de signes de tuberculose pulmonaire.

Obs. LII. — Résumée (Broussais, loc. cit., t. II, p. 89).

Homme, entré à l'hôpital le 9 juillet 1806.

Il est dans le marasme.

Depuis cinq mois, il est malade, il respire difficilement et tousse ; son ventre est devenu gros et fluctuant.

Le thorax et l'abdomen sont douloureux à la pression ; le pouls est un peu petit, un peu fréquent ; la peau est froide, les jambes sont œdématiées.

Il meurt quatre jours après son entrée.

____

(1) Martineau. Mémoires de la Société médicale des hôpitaux, 1874.

Autopsie. — Sérosité dans les ventricules latéraux du cerveau.

Dans les deux plèvres, adhérences étendues ayant l'aspect de graisse figée. Au-dessous de cette couche de fausses membranes, on trouve la séreuse épaisse, raboteuse, blanche, farcie de petits tubercules.

Les poumons présentent une sclérose superficielle et de l'infiltration tuberculeuse.

Le péritoine est épaissi sur tous les organes et semé de tubercules secs. Il y a dans la séreuse un épanchement un peu blanchâtre et visqueux.

Le grand épiploon est ramassé en bandelette au-devant de la grande courbure de l'estomac ; il est lardacé, non vasculaire et farci de tubercules.

Les ganglions mésentériques sont gros et tuberculeux.

Obs. LIII. — Résumée (Delpeuch. loc. cit. obs. VII).

Homme de 48 ans, maçon, entré à l'hôpital le 28 octobre 1882. Antécédents personnels : sciatique, il y a 25 ans ; alcoolisme.

Malade depuis cinq ou six mois. Œdème des jambes depuis un mois.

Teint subictérique. Abdomen volumineux, fluctuant.

Râles sous-crépitants disséminés dans les deux poumons.

Dyspnée considérable. Muguet de la bouche et de la gorge.

Il meurt dans la nuit après avoir vomi du sang.

Autopsie. — Adhérence ancienne, complète du poumon gauche.

Pas de tubercules dans les plèvres ni dans les poumons.

La cavité péritonéale contient cinq ou six litres de liquide citrin. La séreuse est recouverte de néo-membranes et de tubercules. Les anses intestinales sont légèrement agglutinées.

Foie cirrhosé. Rate tuméfiée. Varices de l'œsophage.

Obs. LIV. — Résumée (Delpeuch, loc. cit. obs. VIII).

Homme de 55 ans, plombier, entré à l'hôpital le 14 octobre 1881. Alcoolisme.

La péritonite a débuté au mois d'octobre.

Janvier. Signes d'excavation au sommet droit, amaigrissement, diarrhée. L'appétit est conservé.

Le ventre est météorisé et contient un peu d'ascite.

Anasarque. Ulcérations tuberculeuses sur les parties latérales de la langue.

Mort, le 15 janvier.

Autopsie. — Poumon droit sclérosé, adhérent dans toute sa hauteur, contenant quelques cavernules au sommet et des noyaux caséeux disséminés.

La plèvre est très épaissie.

Le poumon gauche présente les mêmes lésions, sauf les cavernes ; ses adhérences sont beaucoup plus friables.

Le cœur droit est dilaté.

Le péritoine contient un peu de liquide ascitique.

Les côlons présentent des adhérences résistantes. On trouve quelques tubercules sur l'intestin.

Le foie est un peu petit, couvert de fausses membranes et de tubercules ; il adhère aux parties voisines.

Les reins sont lobulés, déprimés, leur capsule est adhérente.

Obs. LV. — Résumée (Delpeuch, loc. cit. obs. XI).

Homme de 49 ans, plombier, entré à l'hôpital le 7 janvier 1882.

Il a eu la fièvre intermittente en 1850-51. En 1856, il a pris la syphilis et n'en était pas encore guéri en 1865.

En 1880, toux, hémoptysies, pleurésie gauche.

Le 2 janvier 1882, il s'aperçoit que sont ventre a grossi et est un peu douloureux, à l'hypogastre ; il vomit après son repas.

Actuellement le ventre est gros, météorisé, mat dans le flanc gauche et dans l'hypogastre, douloureux à la pression. Temp. 38°.

Peu à peu les phénomènes s'amendent, le ventre diminue, devient souple et se rétracte en bateau. On sent une plaque indurée au niveau de l'ombilic.

Le malade s'amaigrit et s'affaiblit peu à peu, il meurt dans le marasme le 11 mars.

Autopsie. — Symphyse pleurale complète à gauche.

Poumon gauche sclérosé, caséeux, contenant quelques cavernules au sommet.

A droite, la plèvre présente des adhérences plus friables et quelques bandelettes de tissu fibreux solide.

Des deux côtés, dans toute la hauteur, semis de granulations.

Le péritoine contient un litre de liquide ascitique, il est semé de grains blancs et d'extravasations sanguines. Les anses intestinales sont adhérentes.

Le foie contient des tubercules. La rate est hypertrophiée.

Granulations le long des vaisseaux de la pie-mère.

Obs. LXI. — Résumée (M. Fernet) (1).

Homme de 37 ans, garçon marchand de vin, entré le 16 février 1884, dans le service de M. Fernet.

A 25 ans, il a eu coup sur coup, une bronchite et une pleurésie ; il tousse toujours depuis.

Il est alcoolique; son état général est assez bon.

Il y a quatre ans, il a eu de l'inoculation de la tuberculose par les voies génitales.

Depuis quelques mois, il maigrit et s'affaiblit, il ne mange plus. Depuis un mois il a de la fièvre, des sueurs la nuit, de la diarrhée ; il tousse davantage.

Etat actuel. — Temp. 38°. Un peu d'albuminurie.

Le sommet du poumon droit présente des lésions tuberculeuses au deuxième degré. Il y a de l'adénopathie double trachéo-bronchique.

Le ventre est gros, surtout à l'épigastre et à l'hypochondre droit ; en ce point, il est empâté, inégal, un peu douloureux. Il y a un peu d'ascite et de la circulation complémentaire.

Régime lacté, poudre de viande.

19 février. Temp. 39°, le matin ; 40°, le soir.

Le 23. Quelques froîtements à la base du poumon gauche, quelques craquements au sommet. Diarrhée.

18 mars. Aggravation de l'état général. Signes de ramollissement aux sommets pulmonaires.

Mort le 29 mars.

Autopsie. — Caverne aux deux sommets. Nombreux tubercules disséminés dans les poumons.

Pleurésie diaphragmatique double ; peu de liquide; fausses membranes et tubercules sur les plèvres.

200 grammes de liquide séro-sanguinolent dans le péricarde.

Le péritoine contient peu de liquide, il présente des adhérences solides et des tubercules. L'épiploon forme un gâteau épais. Les ganglions sont hypertrophiés dans les fosses iliaques.

On trouve des tubercules dans l'épididyme droit.

Les vésicules séminales et la prostate sont hypertrophiées.

---

(1) Fernet. De l'infection tuberculeuse par la voie génitale. Bulletins et mémoires de la société médicale des hôpitaux, 1884.

Obs. LVII. — Résumée (Meuriot) (1).

Homme de 41 ans, ébéniste.

Une de ses sœurs est morte phthisique.

Antécédents personnels : eczéma, il y a neuf mois; quelque temps après, furoncle, pleuro-pneumonie, péricardite, érysipèle de la jambe.

Il y a un mois, dyspnée, point de côté à gauche, fièvre, toux quinteuse avec peu d'expectoration. Depuis, amaigrissement.

État actuel. — Pas de fièvre, peau sèche, expectoration peu abondante, formée de crachats muco-purulents, dyspnée.

Épanchement occupant toute la plèvre gauche. Cœur refoulé.

4 avril. Thoracentèse : deux litres et demi de liquide brunâtre. Le cœur revient en place.

Le 7. Délire, mort subite.

Autopsie. — Plèvre droite : quelques adhérences molles. Plèvre gauche : un litre de liquide brunâtre. Séreuse pariétale épaissie, aréolaire, contenant des granulations grises. Fausses membranes organisées, vasculaires. Quelques granulations grises sur la plèvre diaphragmatique.

Poumon gauche accolé à la paroi postérieure du thorax, maintenu par des adhérences solides.

Obs. LVIII. Résumée (Empis, loc. cit. p. 175).

Femme de 54 ans, entrée à l'hôpital le 26 septembre 1862.

Elle a une pleurésie droite avec épanchement.

Diurétiques. Deux vésicatoires.

23 octobre. Elle va au Vésinet. Le liquide n'est pas encore complètement résorbé.

Elle rentre le 29, avec une pleurésie gauche qui a débuté par des frissons et un point de côté. Matité et frottements du côté droit.

Diurétiques. Vésicatoires.

Douleurs vives dans les deux côtés. Orthopnée.

Mort subite par embolie pulmonaire le 14 décembre.

Autopsie. — Adhérence complète des feuillets de la plèvre droite. Adhérence de cette séreuse avec le péricarde.

Fausses membranes pleurales, épaisses, dures, adhérentes, recouvrant des granulations tuberculeuses.

---

(1) Meuriot, Gazette des hôpitaux, 1868, p. 74.

La plèvre gauche présente des adhérences à sa partie antérieure. Fausses membranes blanches, épaisses, friables. Un litre de liquide séreux.

Les poumons sont congestionnés, mais ne contiennent pas de tubercules.

Caillots dans le ventricule droit, l'artère pulmonaire et la saphène interne droite.

Le foie est gras.

Obs. LIX. — Résumée (M. Lancereaux. In Thèse de Dresch. Loc. cit. Obs. XVII).

Femme de 57 ans, lymphatique, maladive, entrée à l'hôpital le 19 avril 1866.

A la fin d'octobre, coliques violentes, anorexie, faiblesse, insomnie, maux de reins, constipation et rétention d'urine.

Le ventre grossit lentement.

Actuellement, il est très distendu, induré à la région ombilicale et parcouru par un réseau de circulation complémentaire. Matité au-dessous de l'ombilic, sonorité au-dessus. L'ascite se déplace facilement, elle est assez abondante pour déterminer la dyspnée. Amaigrissement.

Thoracentèse : liquide citrin, coagulable par l'acide nitrique.

Le lendemain, l'épanchement est reproduit. Teint terreux.

Extrémités froides. Pouls petit.

Mort le 23.

Autopsie. — Trois ou quatre litres de liquide dans le péritoine.

Une granulation tuberculeuse dans le mésentère.

Fausses membranes tuberculeuses autour des organes du petit bassin. Elles compriment les vaisseaux. Caillot dans les veines iliaques, se prolongeant dans les saphènes.

Granulations tuberculeuses dans les ovaires.

Intestin pelotonné par le grand épiploon rétracté et granuleux. Ulcérations sur la muqueuse du cæcum.

Diaphragme refoulé en haut par les fausses membranes.

Reins fixés au-devant de la colonne vertébrale par des fausses membranes.

Quelques tubercules au sommet des poumons.

Caillot dans l'artère pulmonaire droite.

Obs. LX. — Résumée (Merklen) (1).

Homme de 61 ans, employé, entré à l'hôpital le 12 janvier 1878.

L'hiver dernier, bronchite chronique guérie en mai.

Deux mois après, œdème de la face et des membres inférieurs.

Régime lacté. Amélioration au mois de septembre.

État actuel. — Hydropisie très prononcée. Œdème de la face, des membres inférieurs, du scrotum. Ascite. Dyspnée et accès de toux. Œdème pulmonaire aux deux bases. Urines très albumineuses.

Régime lacté. Amélioration.

Puis, symptômes d'urémie : diarrhée, vomissements, céphalées, vertiges, amaurose; délire, état cachectique.

Mort le 12 mai.

Autopsie. — Ascite abondante. Granulations tuberculeuses sur tout le péritoine. Séreuse épaissie.

Quelques tubercules crétacés et quelques cicatrices aux deux sommets pulmonaires.

Ventricule gauche hypertrophié.

Petits reins gras, granuleux.

Obs. LXI. — Inédite.

Communiquée par notre ami le Dr Brocq.

Le nommé H..., âgé de 23 ans, sabotier, est entré le 13 novembre 1880, à l'hôpital St-Louis, service de M. Vidal.

A l'âge de six ou sept ans, il a eu une fièvre typhoïde; il n'est ni rhumatisant, ni syphilitique.

Il vient à Paris pour se faire soigner d'un psoriasis dont il est atteint depuis onze mois.

Dans les derniers jours de décembre, il a éprouvé du malaise, de la céphalalgie, des vomissements ; puis il a ressenti quelques petits frissons et des points de côté. Il tousse, sa respiration est gênée comme si une ceinture enserrait la poitrine.

Le 1er janvier. On trouve tout l'abdomen un peu sensible et douloureux à la pression, plus spécialement dans la fosse iliaque droite et à l'épigastre.

Le malade a eu une épistaxis la veille.

Actuellement il est un peu prostré; il a la peau chaude, la langue

---

(1) Merklen. Bulletin de la société anatomique. 1878, p. 286.

blanche et chargée, la bouche mauvaise, une soif vive, de l'anorexie et de la diarrhée.

Le 3. Température le soir, 40,8. Pouls, 120. La poitrine est remplie de râles sibilants et ronflants. Il y a un prolongement du premier temps du cœur.

Sulfate de quinine 0,50 cent. Lavement huileux.

Le 4. Le malade a eu des rêvasseries pendant la nuit. Quinze ventouses sèches et cataplasme sur la poitrine. Sulfate de quinine.

Température le matin, 40,3 ; le soir, 40,7. Pouls à 120.

Le 5. Température 39,7. Délire pendant la nuit. La langue est sèche et cornée. Taches rosées lenticulaires sur le ventre.

Potion de Todd avec 4 grammes d'extrait de quinquina.

Le 6. Délire et agitation pendant la nuit. L'état général est grave, la respiration est anxieuse, la face grippée. Le malade est prostré ; il a de la carphologie. Température le soir, 39,6. Pouls le matin, 136, le soir, 156.

Le 7. Température 39°. Pouls, 132.

Le 8. Cyanose, phénomènes d'asphyxie.

La mort arrive à 9 heures du matin ; elle est due évidemment à une affection thoracique.

Autopsie. — Les méninges et le cerveau sont sains.

Le ventricule gauche du cœur est un peu hypertrophié.

Le péricarde contient un léger épanchement.

Sur la plèvre droite on trouve des adhérences formées par des fausses membranes dans le tiers supérieur. Il y a aussi des granulations tuberculeuses assez volumineuses développées sur les deux feuillets de la plèvre et dans les fausses membranes. On n'en trouve que deux ou trois sur le lobe inférieur. Au contraire, elles sont assez nombreuses dans les scissures interlobaires.

La plèvre gauche ne contient pas de granulations.

Les poumons sont à la base absolument splénisés, noirs, résistants ; ils sont complètement secs à la coupe et leur tissu gagne le fond de l'eau.

Les deux sommets sont à l'état de carnisation. Le bord antérieur seul est à l'état de congestion simple. Le lobe supérieur du poumon droit présente quelques granulations tuberculeuses ; mais seulement à la partie postérieure. Elles sont très superficielles, les plus profondes sont à un centimètre de la plèvre.

Le travail granulique partait donc de la plèvre et s'avançait dans le poumon.

Le lobe inférieur du poumon gauche présente dans sa partie supéro-postérieure quelques ecchymoses sous-pleurales.

Les reins sont normaux.

La rate est assez volumineuse, presque hémisphérique (largeur et longueur, 15 centimètres ; épaisseur, 7 centimètres).

Le foie est volumineux, son tissu a un aspect normal.

Les ganglions mésentériques sont très nombreux et hypertrophiés. Le cæcum présente une quantité de follicules clos hypertrophiés. Leur sommet est hyperhémié et commence à s'ulcérer.

Dans l'intestin grêle, on trouve des plaques de Peyer nombreuses et de diverses grandeurs ; elles sont très hypertrophiées, saillantes, dures. A côté, on trouve quelques follicules isolés commençant à s'ulcérer.

Sur trente-sept observations de tuberculose fibreuse que nous venons de citer, nous en trouvons vingt-six qui ont été considérées comme des cas de guérison.

Parmi les malades dont nous avons rapporté l'histoire, beaucoup, il est vrai, ont été perdus de vue et se trouvaient même, au moment de leur départ, menacés de phthisie pulmonaire ; mais, nous en trouvons, par contre, plusieurs qui ont été revus assez longtemps après leur maladie pour que leur guérison soit considérée comme certaine : l'un d'eux est guéri depuis dix-sept ans, un depuis douze ans, deux autres depuis dix années environ ; la malade de Spencer Wells était forte et vigoureuse six ans après ; celui de Grisolle fut retrouvé bien portant cinq mois après sa sortie de l'hôpital ; enfin, nous avons pu constater nous-même le maintien de la guérison sept semaines après la fin de la maladie.

Les observations LI et LII se rapportent à ces cas dont nous avons déjà parlé et dans lesquels les lésions restent indéfiniment stationnaires.

De la LII° à la LXI° observation, nous voyons la maladie se terminer par la mort ; mais, dans les quatre derniers cas, on peut se demander si la tuberculose des séreuses n'aurait pas abouti à la guérison : nous voyons, en effet, deux des malades, dont nous rapportons l'histoire, emportés par une embolie pulmonaire, un par une affection rénale et le dernier par la fièvre typhoïde. Les embolies et l'affection rénale pouvaient, il est vrai, être mises sur le compte des lésions des séreuses.

Nous allons maintenant citer un certain nombre d'observations dans lesquelles la tuberculose aiguë ou la tuberculose ulcéreuse se sont surajoutées à la turberculose fibreuse.

Dans bon nombre de cas, ainsi que nous l'avons déjà dit, ces complications atteignent les séreuses encore indemnes, de préférence à celles qui viennent d'être modifiées par le trav il cicatriciel.

Observations de tuberculose fibreuse du péritoine et des plèvres accompagnée ou suivie de tuberculose aiguë.

OBS. LXII. — Résumée (Laennec) (1).

Homme de 47 ans, entré à l'hôpital le 13 mars 1819.

Antécédents personnels : variole à 8 ans, pneumonie gauche à 24 ans, fièvre tierce à 30 ans, plaie de la jambe gauche à 33 ans.

Décembre 1878. Toux, légère expectoration.

État actuel. — Œdème des pieds et des jambes. Pleurésie gauche mal guérie, coexistant peut-être avec des tubercules.

Fin mars. Météorisme. Anorexie. Urines et selles rares.

Avril. Fluctuation abdominale dans la moitié inférieure. Fièvre hectique.

Mai. Diarrhée. Diminution du volume du ventre.

Le 15. Suppression de la diarrhée.

Le 17. Crachats hémoptoïques. Mort.

---

(1) Laennec. Traité de l'auscultation médiate, 1879. Obs. XXXV.

Autopsie. — Plèvre gauche : sérosité sanguinolente, néo-membranes et cloisons peu épaisses, teintées en rouge. Au-dessous de ces néo-membranes, couche exsudative, gris-jaunâtre, cartilaginiforme, infiltrée de tubercules grisâtres, consistants.

Poumon gauche refoulé, atélectasié. Poumon droit congestionné.

Péritoine opaque, tacheté de noir.

Rétrécissement du côlon descendant et du rectum.

Obs. LXIII. — Résumée (Andral, loc. cit., t. II, p. 63?).

Jeune homme de 19 ans, cordonnier, entré à l'hôpital le 12 août 1822.

A la fin du mois de mai précédent, douleur de ventre assez vive, augmentée par la pression et la marche.

Toux, affaiblissement. Fièvre chaque soir.

Depuis juillet, diarrhée abondante.

État actuel. — Face pâle, bouffie. Œdème malléolaire. Vente gros, fluctuant, douloureux à l'ombilic. Diarrhée.

Toux légère, sèche. Fièvre. Sueurs. Amaigrissement.

Août. — Disparition des douleurs du ventre. Augmentation de la toux et de la transpiration. Marasme.

Mort le 31 août

Autopsie. — Diaphragme refoulé vers le thorax. Symphyse des deux plèvres.

Infiltration de tubercules et caverne au sommet du poumon gauche. Semis de tubercules miliaires dans les deux poumons.

Ascite citrine abondante. Épiploon rétracté sur les intestins, semé de tubercules miliaires, adhérent aux organes voisins.

Ganglions tuberculeux dans le mésentère.

Tubercules et ulcérations au niveau du cæcum.

Obs. LXIV. — Résumée (Andral, loc. cit., t. II, p. 641).

Homme de 27 ans, fumiste.

Bons antécédents.

En février 1822 « il tomba de 15 pieds de haut et reçut dans sa chute un seau d'eau froide qui sécha sur lui ».

Pendant deux mois, toux et hémoptysies, sueurs la nuit.

Entre à l'Hôtel-Dieu. Traitement : 180 sangsues et plusieurs vésicatoires sur la poitrine.

A sa sortie, la toux avait disparu. Elle recommença bientôt.

Œdème des membres inférieurs et de la paroi abdominale.

État actuel. — Toux fréquente. Dyspnée. Pouls petit. Ventre fluctuant.

Mort.

Autopsie. — Diaphragme refoulé vers le thorax. Adhérences péricar-
diques. Nombreuses granulations miliaires dans les poumons.

Dans le péritoine, trois litres de liquide sanguinolent, fausses membranes minces, teintées en rouge, semées de tubercules. Cavité péritonéale cloisonnée par des fausses membranes. Loges contenant des
liquides clairs ou sanguinolents.

Grand épiploon adhérent au foie et aux intestins, ratatiné au-devant
du côlon transverse, farci de tubercules.

Foie petit.

Obs. LXV. — Résumée (Lasserre. Thèse de Doct. 1846).

Homme. Épanchement occupant toute la plèvre droite, résorbé en
quinze jours.

Deux mois après, épanchement dans la plèvre gauche déterminant la
mort en trente-six heures.

Autopsie. — Sous la plèvre pariétale droite, 50 à 60 tubercules crus,
hémisphériques, larges. Quelques adhérences anciennes au sommet.

Plèvre gauche : un litre et demi de sérosité verdâtre limpide ; 30 à
40 granulations transparentes. On en trouve de semblables dans les
poumons.

Péritoine et surtout épiploon très épaissi, tigré, couvert de myriades
de granulations. Les intestins sont adhérents entre eux et englobés dans
une coque formée par les feuillets péritonéaux.

Obs. LXVI. — Résumée (M. Potain) (1).

Homme de 74 ans.

Antécédents. — Toux habituelle. En novembre 1861, épanchement
abondant dans les plèvres, pouls fréquent, peu de chaleur à la peau.

Malgré la diminution de l'épanchement, les jours suivants, la dyspnée
augmente. Froissements et craquements dans la région précordiale.

Retour de l'épanchement. Orthopnée. Mort dans les premiers jours
de juillet.

Autopsie. — Dans les deux plèvres, épanchement abondant contenu,
de chaque côté, dans un kyste cloisonné par des tractus fibreux et des
fausses membranes cartilaginiformes et semées de petits amas tuber-

____

(1) Potain. Société anatomique, 1862, p. 249.

culeux, caséeux. Elles déterminent des kystes secondaires qui renferment les uns du liquide citrin, les autres du liquide sanguinolent.

Poumons refoulés par l'épanchement. Celui du côté droit présente à
sa base des petites granulations blanches et superficielles. Petites masses
de granulations grises aux deux sommets.

Obs. LXVII. — Résumée (Empis., loc. cit., p. 183).

Femme de 21 ans, entrée à l'hôpital le 20 juillet 1863.

Il y a trois mois, elle fut malade pendant quelques jours; elle eut du
malaise et des douleurs à la poitrine.

Il y a quinze jours, malaise, inappétence, fièvre, céphalalgie, insomnie, affaiblissement, douleurs thoraciques, dyspnée.

État actuel. — Facies altéré. Matité à la base de la poitrine, surtout
à gauche.

Ventouses sèches. Ipéca.

Selles fréquentes. Quelques vomissements.

Vésicatoire volant.

28 juillet. Matité dans les deux tiers inférieurs de la plèvre gauche.
Résorption de l'épanchement du côté droit.

Deux vésicatoires successifs sur le côté gauche.

Sort guérie le 2 septembre.

Rechute le 2 octobre.

Matité aux deux bases. Craquements aux sommets de la poitrine.

Huile de foie de morue. Tannin. Iodure de potassium.

Symptômes de phthisie chronique, puis poussée aiguë au début de
janvier : hyperesthésie générale, frissons, céphalalgie, raie méningi-
tique, ventre sensible et déprimé, pétéchies aux cuisses.

20 janvier 1864. Expectoration d'odeur gangréneuse.

Mort le 21.

Autopsie. — Quelques granulations sur les méninges cérébrales.

Adhérences nombreuses des deux plèvres, très résistantes à gauche.
Granulations sur les feuillets viscéraux et à la base du poumon droit.
cavernes au sommet des poumons ; quelques-unes sont gangrénées.

Poumon gauche farci de tubercules. Quelques ganglions bronchiques tuberculeux.

Péritonite adhésive sur le foie et la rate. Granulations sur la rate.

Ganglions mésentériques tuberculeux.

Obs. LXVIII. — Résumée (Hérard et Cornil) (1).

Femme de 73 ans, entrée à l'hôpital le 27 avril 1863.

Perte de connaissance Obnubilation de la mémoire et de l'intelligence. Affaiblissement des membres inférieurs, surtout du gauche,.

Mort le 30 mai.

Autopsie. — Œdème de la pie-mère. Athérome des artères cérébrales. Petite tumeur cérébriforme adhérente à la dure-mère, au-dessous du sinus longitudinal.

Plèvre droite : un demi-litre de liquide sanguinolent, enkysté dans des néo-membranes rouges ; granulations miliaires blanches ou demi-transparentes. Sur le diaphragme, membranes rouges résistantes, difficiles à déchirer, superposées en plusieurs couches, infiltrées de granulations grises.

Poumon droit : granulations miliaires nombreuses, disséminées ; cicatrice dure, déprimée dans le lobe supérieur.

Utérus rempli de liquide puriforme épais.

Obs. LXIX. — Résumée (Garandeau, loc. cit obs. VI).

Homme de 44 ans, peintre, né à Paris, entré à l'hôpital le 1er juin 1876. Alcoolisme.

Depuis un mois, augmentation de volume du ventre,

État actuel. — Paroi abdominale tendue, luisante. Selles grises. Urine rougeâtres.

16 juin. Ponction : 15 litres de liquide sanguinolent,

5 juillet. Temp. 38°,5. Pouls à 120. Épanchement pleurétique double

Le 7. Temp. 39°. Selles glaireuses, colorées,

Le 14. Épistaxis.

11 août. Ponction abdominale.

Le 18. Délire. Pouls fréquent. Cyanose

Thoracentèse : 700 grammes de liquide sanguinolent.

Le 19. Pouls à 120. Langue sèche. Délire.

Mort le 20 août.

Autopsie. — Plèvres épaisses, adhérentes dans les scissures interlobaires, couvertes de granulations miliaires. Épanchement séro-sanguinolent.

Péritoine épaissi, englobant dans ses adhérences les intestins, le foie

(1) Hérard et Cornil. De la Phthisie pulmonaire, 1867, p. 75.

et la rate. Granulations jaunes sur le foie. Reins gras, congestionnés, hypertrophiés.

Oʙs. LXX. — Résumée (Bulteau, in thèse de Moutard-Martin, 1878).

Homme de 22 ans, entré le 30 août 1877.

Bons antécédents. Vigoureux.

Malade depuis un mois : douleurs des deux côtés de la poitrine, dyspnée, fièvre le soir, anorexie.

État actuel. — Épanchement dans les deux tiers inférieurs de la plèvre droite. Foie abaissé.

4 septembre. Dyspnée plus forte.

Thoracentèse : 500 grammes de liquide limpide, citrin.

Le 7. Retour de l'épanchement. Dyspnée.

Le 8. Thoracentèse : 900 grammes de liquide un peu fibrineux.

Le 15. Dyspnée moindre.

Le 20. Frottements pleuraux en arrière.

6 octobre. Dyspnée. Matité absolue dans tout le côté droit. Thoracentèse sans résultat. Temp. de 38° à 39°.

Le 27. Cautère sur le thorax.

11 novembre. Hémorrhagie abondante au niveau de l'eschare. Affaiblissement. Œdème de la paroi thoracique et des malléoles.

Thoracentèse : 500 grammes de liquide brunâtre, chocolat.

Mort le 23 novembre.

Autopsie. — Plèvre pariétale droite épaissie, contenant quelques tubercules. Épanchement de 2 litres de liquide brunâtre.

Plèvre gauche : tubercules et symphyse presque totale.

Poumon droit sclérosé, imperméable, refoulé contre la colonne vertébrale, contenant quelques tubercules jaunâtres récents.

Poumon gauche : mêmes tubercules.

Foie : adhérences et granulations sur la convexité.

Tubercules dans le grand épiploon.

Oʙs. LXXI. — Résumée (M. Arnozan) (1).

Homme de 34 ans, modeleur mécanicien, entré à l'hôpital le 17 mai 1879.

Antécédents personnels : Blennorrhagie et deux chancres du gland en 1865. Grandes fatigues et nombreuses privations pendant qu'il était

---

(1) H. Barth. De la Tuberculose du pharynx et de l'angine tuberculeuse. Thèse de doctorat, 1880. Obs. VII.

déporté à la Nouvelle-Calédonie. A son retour, en 1878, pleurésie double. Depuis, toux et amaigrissement.

Octobre. Pleurésie droite qu'on allait ponctionner lorsqu'elle s'est subitement améliorée. Guéri en apparence au mois de janvier 1879.

Depuis, toux fréquente, quinteuse; dyspnée; vomissements; anorexie; affaiblissement; sueurs nocturnes.

État actuel. — Ulcération chronique de la gencive supérieure, entourée de quelques points jaunâtres. Cavernes aux deux sommets. Diminution des vibrations thoraciques à la base droite, par suite de l'ancienne pleurésie.

Juillet. Granulie de l'isthme du gosier et du pharynx.

Mort, le 21 juillet, d'hémorrhagie foudroyante.

Autopsie. — Ulcérations de la gencive supérieure, du voile du palais, de la langue, du pharynx, de l'œsophage, du larynx et de la trachée.

Poumon droit petit, rétracté, enveloppé d'une coque de fausses membranes, criblé de granulations tuberculeuses. Caverne au sommet.

Dans la plèvre droite, un peu de liquide séreux, enkysté à la base.

Poumon gauche : granulations miliaires récentes.

Péritoine : amas considérable de granulations déjà vieilles, fibrocaséeuses, groupées dans le tissu conjonctif sous-séreux.

Tubercules de la prostate, des vésicules séminales et du testicule gauche.

OBS. LXXII. — Résumée (Mangeon) (1).

Homme de 22 ans, entré à l'hôpital le 3 mars 1871.

Etat typhoïde. Diagnostic : pleurésie chronique avec épanchement purulent enkysté.

Mort.

Autopsie. — Symphyse presque totale des deux plèvres.

A gauche, vers la base, entre les feuillets épaissis, épanchement sanguin.

Tubercules miliaires dans les poumons et dans les fausses membranes.

OBS. LXXIII. — Résumée (Jaurand) (1).

Femme de 60 ans, marchande ambulante.

Elle a souffert de la misère. Il y a 15 ans, elle a eu une pneumonie.

---

(1) Jaurand. Contribution à l'étude de la pleurésie des vieillards. Th. de doct. 1881. Obs. XXII.

Boulland.   8

— 114 —

Depuis six mois, dyspnée, œdème des jambes.

Depuis deux ou trois mois, douleurs vagues dans le côté droit, toux, amaigrissement, faiblesse.

État actuel. — Teint jaunâtre. Toux quinteuse. Crachats muco-purulents.

Épanchement dans la moitié inférieure de la plèvre droite.

Autopsie. — Épanchement pleural sanguin, avec caillots rougeâtres dans les parties déclives. Plèvre tapissée de fausses membranes peu épaisses, assez fermes, rouges, semées de nombreuses granulations grises.

Poumon droit adhérent au sommet, refoulé en haut, en dedans et en arrière, contenant quelques granulations grises.

Poumon gauche : symphyse complète, congestion, quelques granulations grises.

Cœur hypertrophié. Athérome aortique.

Obs. LXXIV. — Résumée (Heurtault. Th. doct. 1882. Obs. V).

Femme de 37 ans, journalière.

Antécédents personnels. Fièvre typhoïde à 15 ans, variole à 25 ans, bronchite et pneumonie à 35 ans ; en 1880, bronchite, hémoptysie ; anorexie, diarrhée, amaigrissement, fièvre le soir, sueurs la nuit.

Juin. Hémoptysie. Toux. Affaiblissement.

Juillet 1881. Cessation de la toux. Diarrhée. Douleurs vives aux jambes.

Août. En huit jours, le ventre devient énorme, dur, douloureux. Vomissements bilieux. Alternances de diarrhée et de constipation.

Œdème et douleurs articulaires à la jambe gauche. Céphalagie. Insomnie.

1er novembre. Ventre moins douloureux, empâté au niveau de l'ombilic et de l'hypochondre gauche. Zone de matité et de sonorité. Ascite.

Le 19. Poussée aiguë : dyspnée par distension exagérée de l'abdomen, vomissements bilieux.

Le 26. Pleurésie gauche avec épanchement. Pneumonie droite. Quelques craquements aux sommets.

Augmentation de volume du ventre. Vomissements. Diarrhée.

Mort le 31 novembre.

Autopsie. — Épanchement rougeâtre, abondant, dans la plèvre gauche.

Poumon gauche adhérent au sommet et à la base, infiltré de tubercules. Bronches crétacées.

Plèvre droite : symphyse totale.

Poumon droit : pneumonie à la base, granulations nombreuses. Ganglions bronchiques tuberculeux.

Abdomen : diaphragme criblé de granulations ; ascite abondante, citrine ; adhérences, fausses membranes et nombreuses granulations sur les intestins, sur la région ombilicale et sur le grand épiploon.

Tubercules sur le foie et la vésicule biliaire.

Obs. LXXV. — Résumée (Delpeuch, loc. cit., obs. I).

Homme de 27 ans, cordonnier, originaire de la Bretagne, entré à l'hôpital le 2 août 1881.

Antécédents. Deux de ses sœurs sont mortes tuberculeuses.

Il a eu, il y a huit ans, un rhumatisme articulaire aigu et, il y a deux ans, une pneumonie. Tuberculose pulmonaire depuis un an et demi.

15 juillet. Début de la péritonite tuberculeuse.

Ascite. Œdème des membres inférieurs et du scrotum.

Digestions pénibles. Coliques après le repas. Diarrhée,

Trois ponctions abdominales.

Mort le 14 septembre.

Autopsie. — Adhérences pleurales des deux côtés.

Infiltration tuberculeuse dans toute la hauteur des poumons. Cavernules au sommet droit.

Fausses membranes et tubercules sur le péritoine.

Foie atrophié, couvert de granulations tuberculeuses.

Rate hypertrophiée.

Obs. LXXVI. — Résumée (Delpeuch, loc. cit., obs. XII).

Homme de 63 ans, boulanger, originaire de Rennes, entré à l'hôpita le 29 mai 1882.

Bronchite chronique et asthme il y a quatre ans.

Alcoolisme.

Il y a six semaines, début de péritonite tuberculeuse.

Ventre gros. Ascite libre. Œdème des jambes.

Râles de congestion dans toute la poitrine.

Mort le 6 avril.

Adhérence complète et ancienne des plèvres dans toute la hauteur.

Quelques granulations tuberculeuses au sommet pulmonaire droit.

Péricardite sèche avec fausses membranes récentes.

Beaucoup d'ascite sanguinolente. Granulations et quelques adhérences sur l'intestin.

Foie et rate petits.

Observations de tuberculose fibreuse du péritoine et des plèvres accompagnée ou suivie de tuberculose ulcéreuse.

Obs. LXXVII. — Résumée (Andral, loc. cit. t. 2, p. 686).

Homme de 23 ans, imprimeur.

Phthisie pulmonaire avancée.

Au-dessous des fausses côtes gauches, la paroi abdominale est soulevée par une tumeur oblongue, mate, commençant, en avant, un peu à gauche de la ligne blanche et se terminant en arrière, à l'extrémité de la onzième côte.

Cette tumeur s'est développée peu à peu.

Trois ans avant, le malade avait éprouvé, en ce point, une douleur vive et avait eu de la fièvre.

Saignée générale. Sangsues sur l'hypochondre.

En quinze jours la douleur disparaît; mais bientôt, la région redevient sensible.

Mort.

Autopsie. — Tumeur du volume de deux grosses oranges, située dans l'hypochondre gauche, entre la rate et la paroi abdominale, adhérente aux parties voisines, fluctuante. Elle contient un liquide séro-purulent.

Les parois de la poche sont blanchâtres, cellulo-fibreuses, garnies de tubercules.

Cavernes dans les poumons. Ulcérations tuberculeuses des intestins.

Obs. LXXVIII.— Résumée (Andral, loc. cit., t. 4, p. 546).

Homme de 20 ans, tailleur, entré à l'hôpital au commencement d'avril 1882.

Est à Paris depuis sept mois.

S'est exposé au froid humide.

Vers le milieu de février, augmentation de volume du ventre, amaigrissement.

Au début de mars, diarrhée intermittente, douleurs et augmentation de volume du ventre, anorexie, faiblesse.

État actuel. — Ventre gros et fluctuant.

Du 7 au 16 avril, 120 sangsues sur l'abdomen et au niveau de l'anus,

.saignée, fomentations émollientes, diurétiques, diaphorétiques, alimentation légère.

L'ascite diminue.

20 avril. La fluctuation abdominale a disparu.

Anses intestinales en paquet. État général meilleur.

Emplâtre de Vigo sur le ventre.

Quand on l'enlève, au bout de quatorze jours, on trouve une tumeur volumineuse, occupant la région ombilicale, l'épigastre, le flanc gauche et l'hypochondre gauche.

Le malade quitte l'hôpital le 1er juin.

Il rentre le 2 août.

Signes de phthisie pulmonaire. Tumeur abdominale plus volumineuse.

Mort le 6 août.

Autopsie. — Grand épiploon très épaissi, contenant entre ses lames des masses tuberculeuses. Quelques-unes d'entre elles sont ramollies. Ganglions mésentériques tuberculeux.

Intestins réunis par des fausses membranes remplies de tubercules.

Cavernes dans les poumons.

Obs. LXXIX. — Résumée (Empis, loc. cit., p. 204).

Femme de 39 ans, passementière, entrée à l'hôpital le 9 janvier 1864.

Constitution faible. Fièvre typhoïde (?) il y a 4 ans.

Depuis un an, toux, faiblesse, amaigrissement, diarrhée.

Depuis le mois d'avril 1863, douleurs thoraciques à gauche.

En décembre dernier, fièvre, diarrhée, douleurs vives dans le ventre.

État actuel. — Peau chaude. Pouls à 108. Diarrhée. Vomissements verdâtres. Ventre ballonné, sonore à l'ombilic et à l'épigastre, sensible à la pression. Hyperesthésie des membres inférieurs. Anxiété. Rêvasseries. Toux. Crachats épais, jaunâtres. Matité dans le tiers inférieur de la poitrine.

Opium et bismuth.

14 janvier. — Amélioration. Alimentation légère.

Le 18. — Poche fluctuante autour de l'ombilic. Indurations inégales à l'épigastre. Cessation de la diarrhée.

Le 5 février. — Pouls à 120. Vomissements fécaloïdes.

Le 8. — Ouverture de la poche au niveau de l'ombilic. Ecoulement d'un liquide purulent.

Mort le 9 février.

Autopsie. — Paroi abdominale très adhérente au paquet intestinal.

Cinq ou six petits foyers purulents enkystés. Ganglions mésentériques congestionnés. Granulations transparentes et quelques adhérences sur le foie et sur la rate.

Adhérences solides des plèvres.

Poumons farcis de tubercules. Quelques cavernes au sommet et dans le lobe inférieur du poumon gauche ; l'une d'elles communique avec un foyer pleural enkysté. Quelques granulations sur les méninges.

OBS LXXX. — Résumée (Mey, loc. cit. obs. VII).

Homme de 31 ans, entré à l'hôpital le 1er mai 1872.

Tubercules au larynx et aux sommets des poumons.

Signes de pleurésie avec épanchement, dans les deux tiers inférieurs de la plèvre droite.

28 mai. — Ponction : 1300 grammes de liquide séreux.

4 juin. — Ponction sans résultat. Matité comme enkystée, située à l'union des trois cinquièmes supérieurs et des deux cinquièmes inférieurs de la plèvre.

Une troisième ponction donne 300 gr. de liquide sanguin et purulent.

Le 18. — Ponction sans résultat.

Etat général grave. Amaigrissement. Œdème.

Mort le 16 juillet.

Autopsie. — Pleurésie droite enkystée. La poche est cloisonnée par des fausses membranes épaisses et contient un liquide de couleur chocolat ; ses parois sont tapissées de granulations tuberculeuses.

Poumon droit : tubercules crus au sommet.

Plèvre droite : tubercules ramollis à la face profonde et la séreuse au niveau du lobe pulmonaire moyen.

Poumon gauche : au sommet, caverne pleine de pus ; à la base, granulations tuberculeuses confluentes.

Laryngite tuberculeuse ancienne.

OBS LXXXI. — Résumée (Chauffard. in th. de Vermeil 1880).

Femme de 40 ans, entrée à l'hôpital le 25 avril 1880.

Depuis deux mois, bronchite, diarrhée, anorexie, faiblesse, amaigrissement, coliques passagères, développement rapide du ventre, puis, au bout de quinze jours, retrait de l'abdomen.

Etat actuel. — Teint terreux. Ventre affaissé, déprimé, empâté, un peu douloureux à la pression. Solidarité des anses de l'intestin. Cris intestinaux, surtout au voisinage de l'ombilic. Langue rouge, dépouillée, Toux grasse. Crachats purulents. Diarrhée.

Mort dans le marasme le 14 mai.

Autopsie. — Cavité péritonéale absolument oblitérée. Fausses membranes infiltrées de tubercules et friables. Intestins atrophiés, ratatinés contre la colonne vertébrale.

Trompes un peu dilatées , injectées de matière tuberculeuse. Utérus couvert de fausses membranes et de tubercules ; lèvre postérieure du col ulcérée. Lésions récentes de broncho-pneumonie tuberculeuse.

OBS. LXXXII. — Résumée (Robert. Loc. cit. Obs. XI).

Homme de 46 ans, potier de terre, entré à l'hôpital le 20 janvier 1880.

Il a eu le choléra en 1854.

Le 2 janvier 1880, point de côté à l'hypochondre gauche avec irradiation à l'épaule.; toux sèche.

Il est atteint d'une pleuro-pneumonie gauche qui se termine le 17 février.

1ᵉʳ mars. Signes d'épanchement jusqu'à la pointe de l'omoplate.

Le 6. Le liquide remonte jusque dans l'aisselle. Diarrhée.

Le 10. Cessation de la diarrhée. Œdème des malléoles et de la paroi thoracique. Dilatation du côté gauche. Frissons. Sueurs. Température le soir, 38°.

Le 26. Ponction dans le septième espace intercostal : 2,800 grammes de pus.

Le 29. Amélioration. Frottements dans toute la hauteur de la plèvre.

2 avril. Retour des signes physiques. Vomique purulente.

9 mai. Soupçon de tuberculose au sommet droit.

7 juin. Vomiques moins abondantes. État général meilleur.

Part pour Vincennes.

Rentre quelque temps après avec des vomiques plus considérables. Anorexie. Insomnie. Diarrhée.

Disparition des signes de tuberculose du sommet droit.

25 septembre. Péritonite tuberculeuse : ventre énorme, météorisé.

Mort le 5 octobre.

Autopsie. — Kyste purulent au sommet de la plèvre gauche. Fistule pleuro-pulmonaire.

Poumon gauche atélectasié, pénétré par des tractus fibreux.

Poumon droit, petite cicatrice froncée au sommet.

Pleurésie sèche à gauche, piqueté hémorrhagique et tubercules sans fausses membranes le long des lymphatiques de la séreuse.

Granulations tuberculeuses sur le péritoine.

Le foie est gras.

DEUXIÈME PARTIE

CHAPITRE PREMIER

TRAITEMENT DE LA TUBERCULOSE MILIAIRE DU PÉRITOINE
ET DES PLÈVRES.

Le traitement doit s'adresser, tout d'abord, à l'état général. On prescrira le repos absolu, on fera prendre au malade une certaine quantité d'aliments, surtout liquides, tels que lait, bouillon, potage. Dès qu'une accalmie surviendra dans les phénomènes aigus, on rendra cette nourriture plus substantielle en y ajoutant de la poudre de viande, et on fera lever le malade pendant quelques heures.

Contre les phénomènes inflammatoires on emploiera, avec la plus grande prudence, les émissions sanguines locales et on les répètera le moins souvent possible. Il sera encore préférable de recourir aux ventouses sèches, ou aux vésicatoires dont on devra hâter la cicatrisation, ou bien encore aux badigeonnages de teinture d'iode. Vu l'étendue des lésions, les pointes de feu seront d'un emploi moins pratique que dans les formes plus localisées de la tuberculose.

Dans la péritonite, le collodion peut rendre de grands services en immobilisant la paroi abdominale et les organes sous-jacents. La compression qu'il détermine contribue aussi à diminuer la congestion des parties malades et à favoriser la résorption de l'épanchement. Le collodion est employé de même, avec avantage, dans la pleurésie tuberculeuse aiguë; la pression qu'il exerce sur le thorax calme beaucoup les points de côté.

Contre la constipation, on pourra recourir à des lavements additionnés d'huile de ricin, mais on se gardera d'employer les purgatifs drastiques.

M. Guéneau de Mussy prescrit plutôt des suppositoires ainsi composés :

> Beurre de cacao .... 20 grammes.
> Extrait de belladone..... 2 centigrammes.

Le malade prend, de plus, des pilules d'extrait de belladone de 1 centigramme pour favoriser les évacuations et modérer les douleurs abdominales (1).

Les phénomènes douloureux seront aussi combattus efficacement par les piqûres de morphine.

Il sera, du reste, très utile d'employer, pour immobiliser l'intestin, la médication opiacée, pourvu que le malade ne présente pas l'état typhoïde.

On pourra adjoindre à l'opium, le calomel à doses fractionnées.

M. Bucquoy conseille la formule suivante :

> Calomel......... 0,20 centigrammes.
> Opium.......... 0,10 centigrammes.

A prendre chaque jour en quatre ou cinq doses.

On fera aussi des frictions sur le ventre avec l'onguent napolitain.

Il faudra surveiller de très près l'emploi des mercuriaux à cause de la salivation et de la diarrhée qu'ils peuvent

(1) Guéneau de Mussy, loc. cit., t. II, p. 22.

déterminer (1). On administrera simultanément le chlorate de potasse.

Il nous reste à voir quelle est la conduite à tenir à l'égard des épanchements pleuraux et péritonéaux.

Ainsi que M. le professeur Potain l'a signalé, l'épanchement pleural suspend la marche de la tuberculose des organes respiratoires et agit à la manière du pneumothorax en comprimant et en immobilisant le poumon. Si le liquide disparaît brusquement, il survient une poussée aiguë des plus funestes. Aussi ne devra-t-on ponctionner que si l'épanchement gêne la respiration et refoule notablement le cœur. On recherchera aussi, auparavant, si la dyspnée ne vient pas de la congestion du poumon du côté opposé.

On ne fera la thoracentèse qu'avec la plus extrême prudence : on modérera et on ralentira beaucoup l'écoulement du liquide et, dans tous les cas, on se gardera de l'extraire complètement. Si le malade, pendant la ponction, est pris d'accès de toux, on arrêtera aussitôt l'opération.

La paracentèse abdominale devra aussi être pratiquée avec précaution et dans les cas seulement où le refoulement du diaphragme entraverait les mouvements respiratoires.

Si on a affaire à un épanchement sanguin de la plèvre ou du péritoine, la ponction ne sera que palliative, le liquide se reproduisant presque toujours et dans un très bref délai (2).

(1) Béhier. Traitement de la phthisie pulmonaire. Bulletin de thérapeutique, 1874.

(2) Moutard-Martin. Loc. cit.

CHAPITRE II

TRAITEMENT DE LA TUBERCULOSE ULCÉREUSE DU PÉRITOINE ET DES PLÈVRES.

Le malade devra éviter toute fatigue, mais cependant ne gardera pas complètement le lit.

On le suralimentera le plus possible et on ne lui permettra que des substances faciles à digérer, car, ainsi que nous l'avons vu, les tuniques intestinales sont très friables et souvent ulcérées.

Dans l'intervalle des trois repas, c'est-à-dire deux fois par jour, on lui fera prendre environ 50 grammes de poudre de viande dans un aliment liquide.

On prescrira aussi l'huile de foie de morue, le phosphate de chaux, les eaux minérales iodo-bromurées ou sulfureuses. On ne conseillera pas les bains de mer à cause de leur action trop excitante.

Enfin, on emploiera la révulsion surtout au moyen des pointes de feu et de la teinture d'iode.

M. Vallin recommande de préserver la cicatrice ombilicale du contact des substances irritantes qu'on applique sur le ventre. Elles pourraient, en effet, favoriser la perforation de l'abdomen en ce point (1).

Les vésicatoires sont moins avantageux, à cause de l'affaiblissement et de l'insomnie qu'ils occasionnent.

Les épanchements purulents de la plèvre doivent être

(1) Vallin. De l'inflammation périombilicale dans la tuberculisation du péritoine. Archives générales de médecine, mai 1869.

ponctionnés une ou deux fois et s'ils se reproduisent, comme c'est la règle, on devra faire l'opération de l'empyème.

Pour Laënnec, la tuberculose « ne doit pas empêcher l'opération de l'empyème si le poumon du côté opposé est sain. »

Nous trouvons dans la thèse de Robert les indications et les contre-indications de cette opération :

« Le médecin, en discutant la valeur de l'opération dans un cas donné, ne devra pas tant tenir compte de la nature tuberculeuse des lésions pulmonaires que de l'étendue et du degré de la maladie. Il devra, en d'autres termes, s'efforcer d'apprécier, autant qu'il est possible, le temps de survie réservé au malade s'il guérit de l'empyème. . . . . . On prendra le parti de l'abstention si les lésions sont trop étendues, quoique peu profondes (ramollissement ou infiltration plus ou moins diffuse, phthisie galopante ou granulie), ou si elles sont au contraire plus circonscrites, mais très avancées (cavernes); enfin, si la tuberculose attaque le péritoine ou le tube digestif, ou s'il y a simplement une dyspepsie très accentuée (1). »

Nous croyons qu'on pourrait encore ne pas tenir compte de ces deux dernières conditions.

Quand on pratiquera l'empyème, on devra se rappeler que souvent le diaphragme est refoulé très haut dans le thorax, soit par suite d'adhérences, soit par le refoulement dû à un épanchement péritonéal. En opérant dans un espace intercostal situé trop bas, on s'exposerait à blesser le muscle phrénique et à pénétrer dans l'abdomen.

On s'appuiera sur les mêmes indications pour pratiquer les ponctions dans la péritonite purulente.

(1) Robert. Loc. cit.

Si le foyer tuberculeux pleural ou péritonéal est très localisé et forme une collection peu étendue, on devra attendre qu'il menace de s'ouvrir dans un organe voisin ou à l'extérieur, pour y pratiquer une incision. On traitera la cavité comme celle des abcès tuberculeux, on modifiera sa paroi en détruisant les fausses membranes et on hâtera autant que possible la cicatrisation.

Pour les épanchements purulents du petit bassin, on cherchera surtout à éviter l'ouverture du foyer du côté de la vessie et on favorisera plutôt son évacuation par les culs-de-sac vaginaux.

Quand on traitera chirurgicalement les poches purulentes tuberculeuses, on devra plus que jamais prendre toutes les précautions antiseptiques et employer rigoureusement les méthodes qui s'opposent à l'inoculation des produits de la tuberculose dans le cours des opérations. On irriguera tout le champ opératoire avec un liquide antiseptique, le chlorure de zinc de préférence (1). Si une collection purulente du petit bassin est ouverte au dehors, on y fera des injections de sublimé.

Enfin, on tiendra compte de la facilité avec laquelle la moindre excitation produit dans les pelvipéritonites des poussées aiguës. Aussi s'abstiendra-t-on, chez les tuberculeuses, de pratiquer sur les organes génitaux des opérations même peu importantes, telles que les cautérisations du col (2).

(1) Petitot. De l'intervention chirurgicale dans la tuberculose externe. Thèse de doct. 1884.
(2) Vermeil. Loc. cit.

CHAPITRE III.

TRAITEMENT DE LA TUBERCULOSE FIBREUSE DES PLÈVRES ET DU PÉRITOINE.

Dans la forme fibreuse de la tuberculose pleurale ou péritonéale, les accidents subaigus du début seront en général trop peu accentués pour nécessiter l'emploi des émissions sanguines locales.

On devra surtout se garder de prescrire un traitement débilitant et consistant en purgatifs répétés, vésicatoires, etc. On s'exposerait ainsi à voir la tuberculose fibreuse prendre la forme ulcéreuse.

Les règles d'hygiène seront les mêmes que celles que nous avons énumérées dans le chapitre précédent. On combattra la constipation et les phénomènes douloureux comme nous l'avons indiqué à propos de la forme miliaire.

Les badigeonnages de teinture d'iode, les pointes de feue les vésicatoires volants seront d'un grand secours.

Les eaux minérales qui conviennent le mieux dans ces cas sont les eaux arsenicales. On pourra favoriser la résorption de l'épanchement par l'emploi modéré des diurétiques.

Au début de l'affection, on pratiquera la ponction du thorax ou de l'abdomen en suivant les précautions que nous avons énumérées au sujet de la tuberculose aiguë.

Mais on devra se rappeler aussi les conséquences qui peuvent résulter d'un retard trop grand apporté à l'opération. Nous avons vu, en effet, que les organes thoraciques ou abdominaux pouvaient être fixés d'une façon irrémédiable par les néo-membranes au bout de douze ou treize jours. Aussi ne devra-t-on pas attendre plus d'une semaine pour évacuer l'épanchement, s'il est abondant et s'il ne présente aucune tendance à se résorber.

Si, après la ponction, les signes ne se sont pas modifiés, si, à la fin de la thoracentèse, il se produit un abaissement notable de la pression dans la cavité séreuse, on redoutera toutes les complications que nous avons décrites et on cherchera à les combattre en modérant le travail cicatriciel. Dans ce but, on insistera encore davantage sur la révulsion et on prescrira l'iodure de potassium à l'intérieur. Peut-être même, quand le poumon est très refoulé, devrait-on recourir à l'opération d'Estlander.

On cherchera à enrayer les déformations thoraciques et l'atrophie des muscles de la poitrine par l'emploi de l'électrisation. Le malade devra recourir aussi à la gymnastique respiratoire : il élèvera le bras correspondant au côté malade et le fixera pour pratiquer de fortes inspirations (1).

Afin de combattre la scoliose, sans comprimer le thorax par des appareils mécaniques, M. Bouchut préconise l'emploi du collodion appliqué sur le côté sain, de façon à exercer sur la peau une constriction assez gênante pour que le malade, désireux de se soulager, s'incline sur le côté collodionné et fasse par suite disparaître l'attitude vicieuse qui l'incline en sens inverse (2).

Nous avons vu que les tubercules, en se développant sur une anse intestinale herniée, pouvaient amener de l'étranglement. Dans ces cas, la tuberculose doit-elle être une contre-indication pour l'intervention chirurgicale? Tout d'abord, l'opération est dirigée contre un accident qui sera presque fatalement mortel si on n'intervient pas. En se-

(1) Bernard. Thèse de doctorat, 1883.
(2) Bouchut. Gazette des hôpitaux, 1872, 11 juin.

cond lieu, les opérations sur le péritoine atteint de tubercules ne semblent pas être d'une gravité absolue : le cas
publié par Spencer Wells en est la preuve (obs. XXVIII *bis*.)

Notons à ce sujet que ces hernies doivent rarement con-
tenir de l'épiploon, celui-ci étant presque toujours rétracté
vers son point d'attache.

On ne devra pas oublier que le maintien de la guérison
de la tuberculose fibreuse est très précaire. Le terrain sur
lequel la maladie vient d'évoluer se trouve modifié et pour
ainsi dire ensemencé pour une nouvelle poussée qui évo-
luera alors plus complètement (Delpech, loc. cit.). Aussi
doit-on faire suivre au malade un traitement prophylac-
tique qui consistera surtout dans l'observation la plus sé-
vère des règles de l'hygiène et dans l'éloignement des causes
qui ont amené la première atteinte. On ne supprimera
pas brusquement la suralimentation ; on excitera les fonctions de la peau par des frictions sèches et on continuera
longtemps encore l'emploi des moyens révulsifs.

CONCLUSIONS.

Tuberculose miliaire.

Il est difficile, dans le cas de tuberculose généralisée, de dégager la part qui revient dans le pronostic à l'affection du péritoine et des plèvres. La terminaison, qui est presque toujours fatale, ne peut être attribuée plus spécialement aux lésions des séreuses. Quand les granulations se trouvent limitées à ces membranes, le danger est un peu moins grand. Cependant, la mort peut survenir rapidement par le fait d'un épanchement pleural double qui supprime presque tout le champ de l'hématose.

Le pronostic est de plus aggravé par ce fait que la granulie des séreuses attaque de préférence des sujets affaiblis par l'alcoolisme, le rhumatisme, les fatigues exagérées. On voit aussi à la suite de l'accouchement ou après la disparition rapide des épanchements, l'affection prendre une marche suraiguë. Enfin, l'évolution des symptômes se fait trop rapidement pour que les lésions aient le temps d'arriver à la période réparatrice.

On emploiera avec avantage dans le traitement, les révulsifs, l'opium, les mercuriaux. Les ponctions ne seront faites que dans les cas de dyspnée notable.

Tuberculose ulcéreuse.

Cette forme de tuberculose est un peu moins dangereuse que la précédente, parce que la lenteur de sa marche donne

Boulland.   9

aux moyens thérapeutiques le temps d'agir. Sa gravité
vient de ce qu'elle apparaît habituellement chez des cachec-
tiques. Quand elle survient à la suite de l'ouverture d'un
foyer caséeux avoisinant, qui porte, directement sur la séreuse, les éléments de la tuberculose, sa terminaison est
presque toujours fatale. La purulence de ses épanchements
rend encore le pronostic plus sérieux. Enfin, la tendance
qu'a cette forme de tuberculose à ulcérer les tissus sur lesquels elle repose, est l'origine de nombreuses complications : elle détermine souvent des fistules purulentes soit
du côté des organes voisins, soit au dehors. Si ces accidents
ne causent pas une issue funeste à bref délai, ils amènent,
par une suppuration prolongée, un état de cachexie qui
conduit fatalement à la mort.

De plus, la tuberculose ulcéreuse des plèvres et du péritoine s'accompagne presque toujours de phthisie pulmonaire et se complique souvent de poussées tuberculeuses
aiguës.

Cette forme de tuberculose peut cependant guérir soit
en subissant la transformation fibreuse ou calcaire, soit
en se localisant dans une poche kystique et en restant
ainsi stationnaire plus ou moins longtemps.

Les moyens hygiéniques, la suralimentation sont les
meilleures méthodes à employer. Le traitement chirur-
gical des épanchements purulents, surtout s'ils sont limités, peut aussi donner des résultats favorables.

Tuberculose fibreuse.

La tuberculose fibreuse est, de toutes, la plus curable ;
ses tubercules se trouvant détruits, étouffés par la prolifération conjonctive ambiante. Ce travail réparateur se fait
d'autant plus aisément que cette forme de tuberculose se

montre' souvent chez des sujets jeunes et vigoureux. Le pronostic n'est vraiment grave que chez ceux qui sont alcooliques ou épuisés par la misère.

La terminaison fatale peut aussi être due à une série de complications qui résultent de l'exagération du travail cicatriciel. Ces complications consistent dans la compression des viscères thoraciques ou abdominaux par des brides fibreuses qui entravent ainsi plus ou moins complètement les fonctions de ces organes.

Enfin, si le malade, rassuré par sa guérison rapide, se soumet de nouveau aux causes qui ont amené une première atteinte, le retour des accidents se fait avec la plus grande grande facilité et, le plus souvent alors, ce n'est pas la forme bénigne qui reparaît, mais une poussée de tuberculose aiguë ou la phthisie pulmonaire ulcéreuse. Aussi est-il très important de continuer le traitement pendant quelque temps encore.

On obtiendra de bons effets de la suralimentation, des toniques, des révulsifs employés avec énergie et pendant longtemps. Enfin, on prescrira les préparations iodées contre les rétractions cicatricielles.

TABLE.